Tina Müller
Dr. med. Susanne von Schmiedeberg

Zum Jungbleiben ist es nie zu spät

Das perfekte Programm für mehr Gesundheit und Ausstrahlung

südwest

GESUNDHEIT IST NICHT ALLES –
ABER OHNE GESUNDHEIT IST ALLES NICHTS.

Arthur Schopenhauer

INHALT

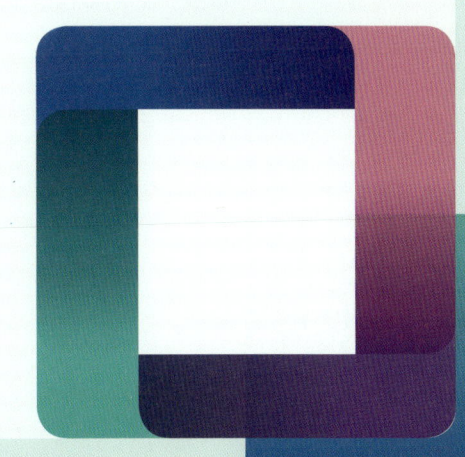

WARUM DIESES BUCH?

Was ist passiert im Leben der Dermatologin Susanne von Schmiedeberg und der Topmanagerin Tina Müller?

JUNI 2012:

Susanne von Schmiedeberg: Ich hatte vor sechs Monaten mit über 40 (!!!) gerade mein drittes Kind bekommen und war immer noch ganze zehn Kilo zu „fett". Obwohl ich mich nach der Stillzeit schon mit verschiedenen Diäten herumgequält hatte, zeigte die Waage danach zu meinem Erstaunen kein Kilo weniger an! Lag es am Alter, am dritten Kind oder an den vielen falschen Diäten? Selbst ich als Ärztin und Arztfrau (mein Mann ist auch Dermatologe) stand vor einem Rätsel. Außerdem hatte ich mit drei Kindern und Job ja auch wirklich keine Zeit, jeden Tag ins Fitnesstudio zu rennen, oder?

Tina Müller: Nach 20 Jahren Karriere im Management stand ich vor einer beruflichen Veränderung und musste plötzlich eine längere Zwangspause einlegen. Bis dahin war ich immer der Meinung, dass ich mich auf dem Sofa am besten regeneriere. Solange ich mich im Spiegel noch schlank und einigermaßen wohlproportioniert fand, war Bewegung kein Thema für mich. Doch ich hatte bereits ein schlechtes Gewissen und war seit vielen Jahren zahlende Karteileiche in einem renommierten Fitnesstudio. Als Topmanagerin blieb mir schließlich kaum Zeit, um Sport zu treiben, und ständige Geschäftsessen („Wir besprechen die wichtigen Dinge bei einer Nudel!") mit jeder Menge Kohlenhydrate ließen dann so ganz allmählich ein Bäuchlein wachsen.
Als Managerin in der Kosmetikindustrie habe ich durch optisches Tuning meine wahre körperliche Konstitution noch gut verbergen können …

Hier traf sich Babypause mit Zwangspause und der Entscheidung, den Themenbereich „Figur, körperliche und mentale Fitness" noch einmal von Grund auf neu anzugehen. Darüber hinaus hat uns umgetrieben, was man eigentlich präventiv unternehmen kann, um den dann neu gewonnenen Status „schock-zufrosten" und den Alterungsprozess und stetigen Verfall aufzuhalten.

Denn bereits ab dem 25. Lebensjahr beginnt die Zellalterung, und mit über 40 ist es dann höchste Zeit, sich darüber Gedanken zu machen.

In den folgenden Monaten wurde dann nicht nur der körperliche „Re-Start" umgesetzt, vielmehr gingen wir mit Leidenschaft daran, alle medizinischen und wissenschaftlichen Erkenntnisse, Studien und jede Menge Literatur durchzuarbeiten, um das optimale und im Alltag umsetzbare „Jungbleiben-Programm" zu entwickeln und an uns selbst zu testen.

„ Wir leben noch" – und zwar besser denn je!

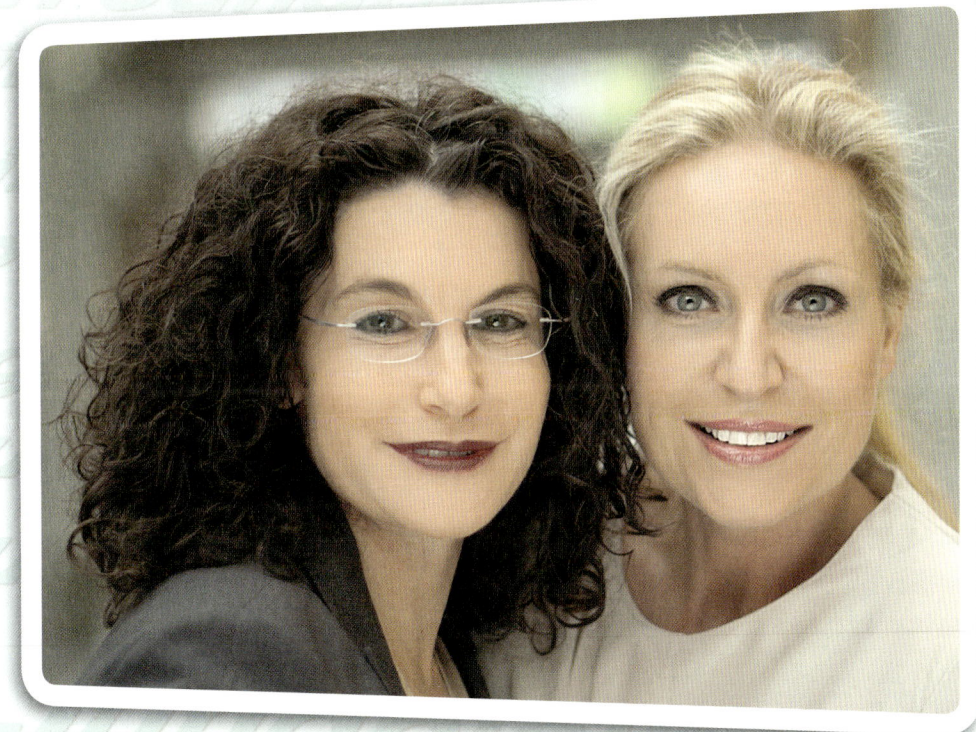

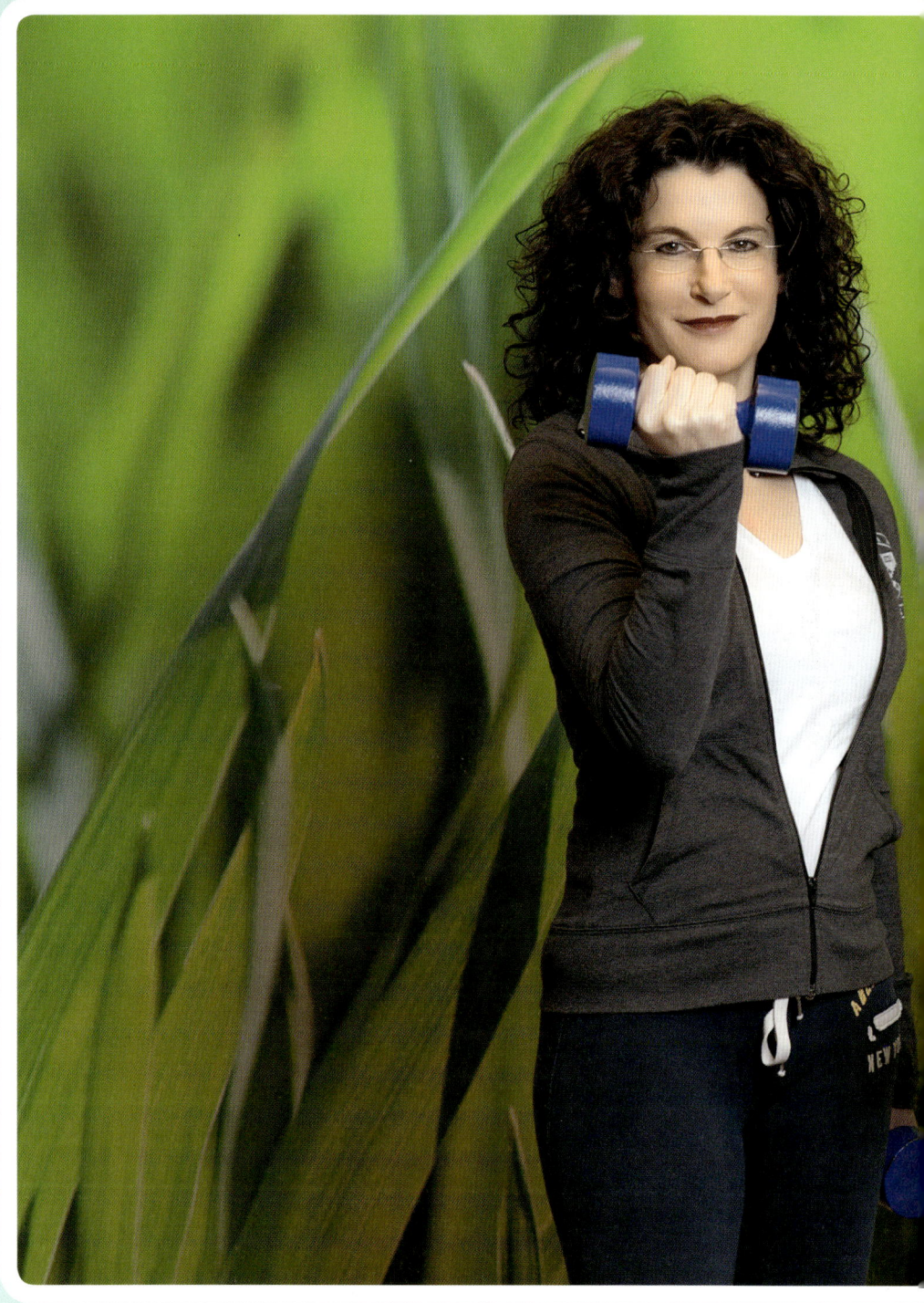

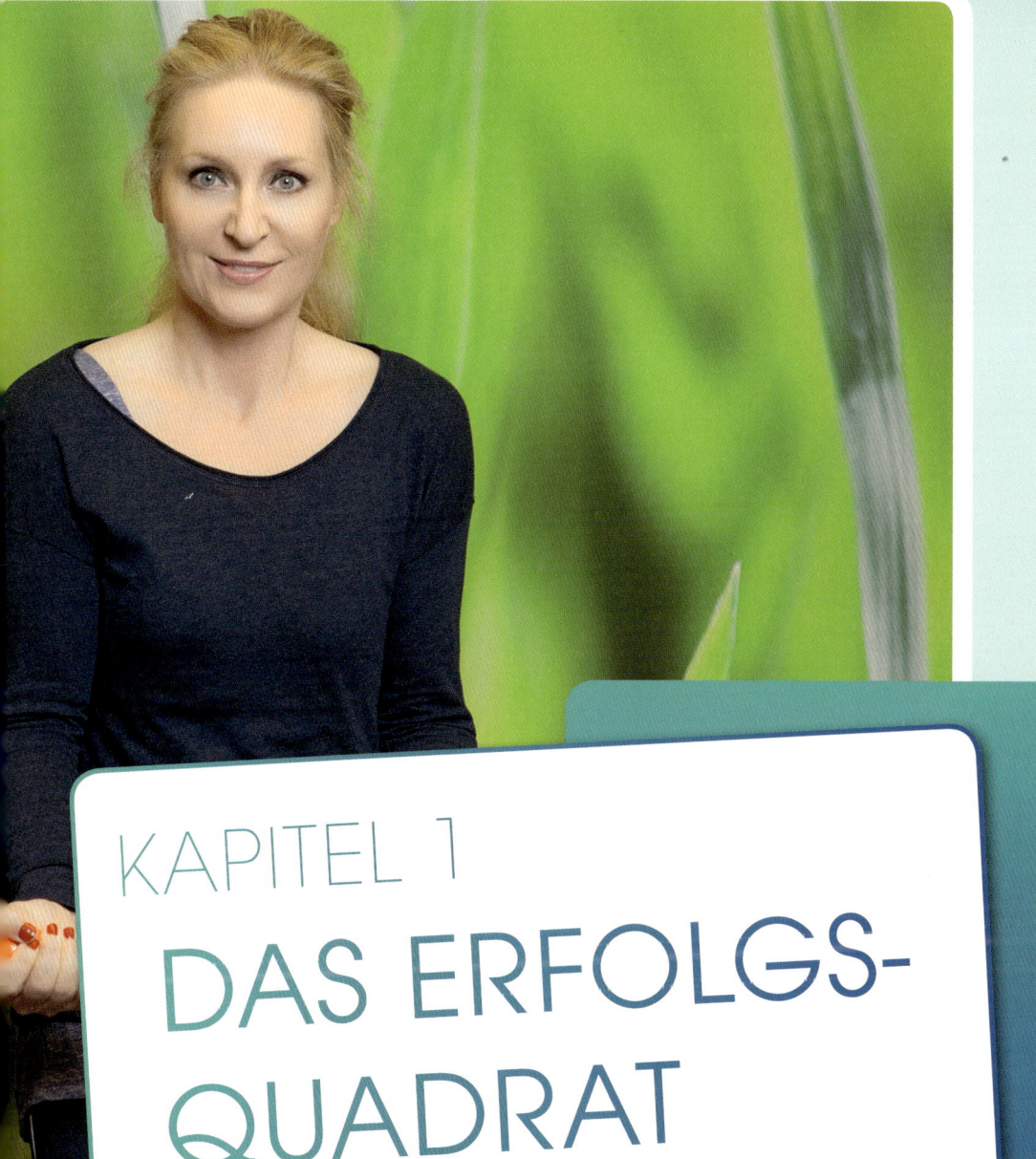

KAPITEL 1
DAS ERFOLGS-QUADRAT

D as Geheimnis liegt im „magischen Quadrat", der Verbindung von Ernährung, Bewegung, mentaler Stärke und Ästhetik.

ERNÄHRUNG   BEWEGUNG

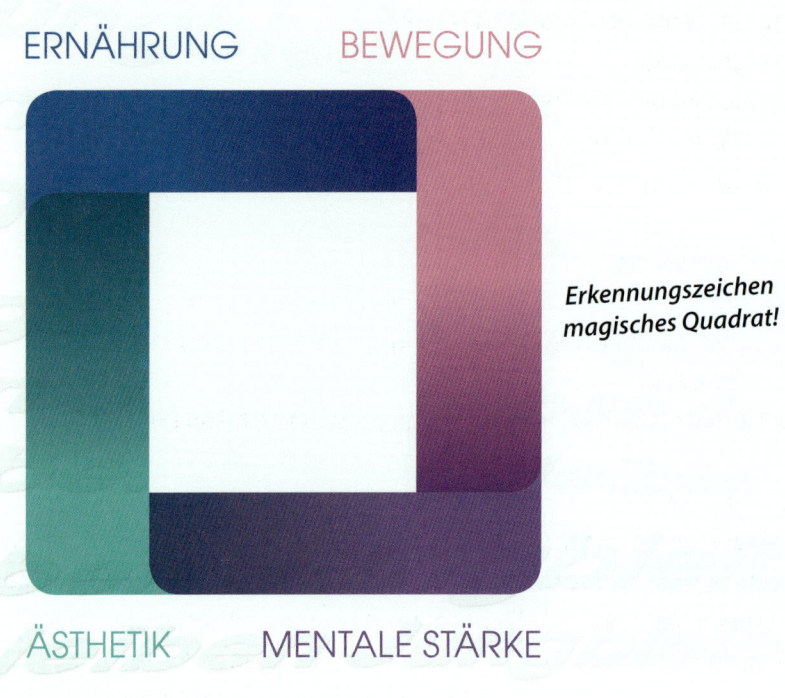

*Erkennungszeichen
magisches Quadrat!*

ÄSTHETIK   MENTALE STÄRKE

Aber keine Angst, niemand ist ununterbrochen in der Lage, alle vier Felder
gleichzeitig zu aktivieren (wenn doch – super!). Die gute Nachricht: Eine Zeit
lang kann man eines mit dem anderen ausgleichen. Die temporäre Kompen-
sation funktioniert aber nur dann, wenn einer der Basisbausteine „Ernährung"
oder „Bewegung" aktiviert ist.
Hat man beispielsweise kurzfristig keine Zeit für sportliche Aktivitäten, dann
sollte man zumindest das Ernährungsprogramm konsequent verfolgen.
In mental schwierigen Zeiten kann man hervorragend aus Bewegung und gewissen Nahrungsmitteln sein persönliches Antidepressivum kreieren.
Mit diesem Programm werden Sie sehr schnell Erfolge sehen und spüren –
wie wir selbst.

Kurzfristige Effekte:

- Gestraffter Körper plus geformte Muskulatur = schlankere Silhouette und jüngere Erscheinung
- Schöne, verjüngte Haut und Haare
- Weniger Falten
- Deutlich weniger Infekte
- Mehr Power für Job und Alltag
- Gute Laune und geringere Stressanfälligkeit

Langfristige Effekte:

- Weniger Diabetes, Herzinfarkte, Krebserkrankungen
- Bestehende oder latente Erkrankungen/Entzündungen verschwinden
- Sich fit und beweglich fühlen
- Gesund und jung sein, unabhängig von Ihrem tatsächlichen Alter

Dieses Buch soll Sie dazu motivieren, das magische Quadrat in Ihren Alltag einzubauen. Wir möchten, dass Sie das magische Quadrat in Ihr Bewusstsein „einbrennen", damit Sie es sich immer wieder abrufen können, wenn Sie dabei sind, schwach zu werden. Denn dann bedeutet „Älterwerden" für Sie nicht Degeneration und Gebrechlichkeit – vielmehr werden Sie an Jugendlichkeit, Ausstrahlung, Gesundheit, innerer und äußerer Schönheit und Beweglichkeit gewonnen haben.

Schenken Sie dieses Buch all jenen, mit denen Sie jung alt werden wollen, und Ihrem Hausarzt!

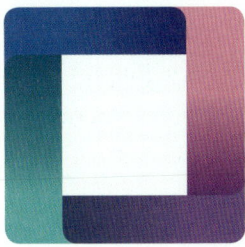

Das Erfolgsquadrat:

1 Ernährung
2 Bewegung
3 Ästhetik & Ausstrahlung
4 Mentale Stärke

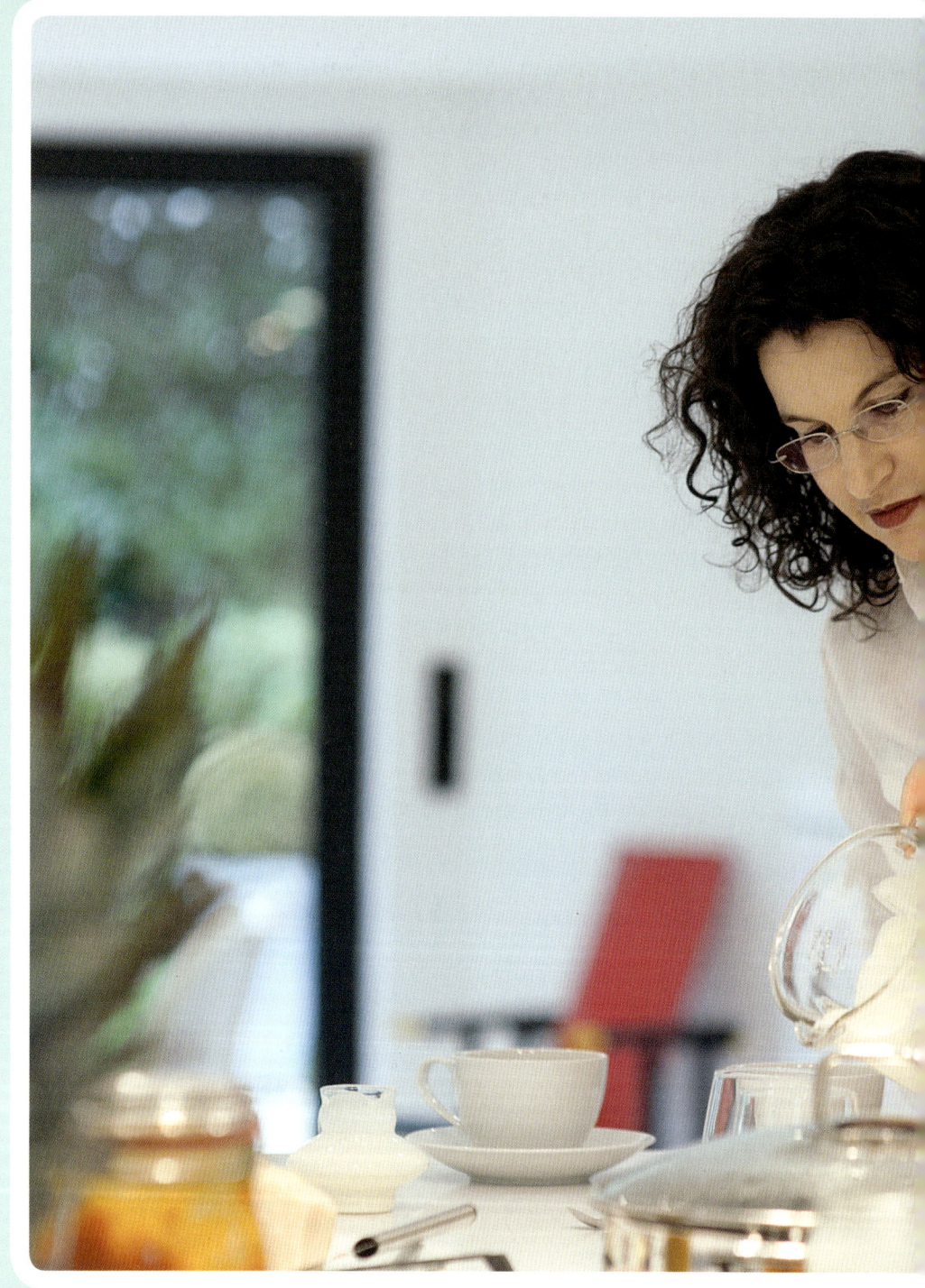

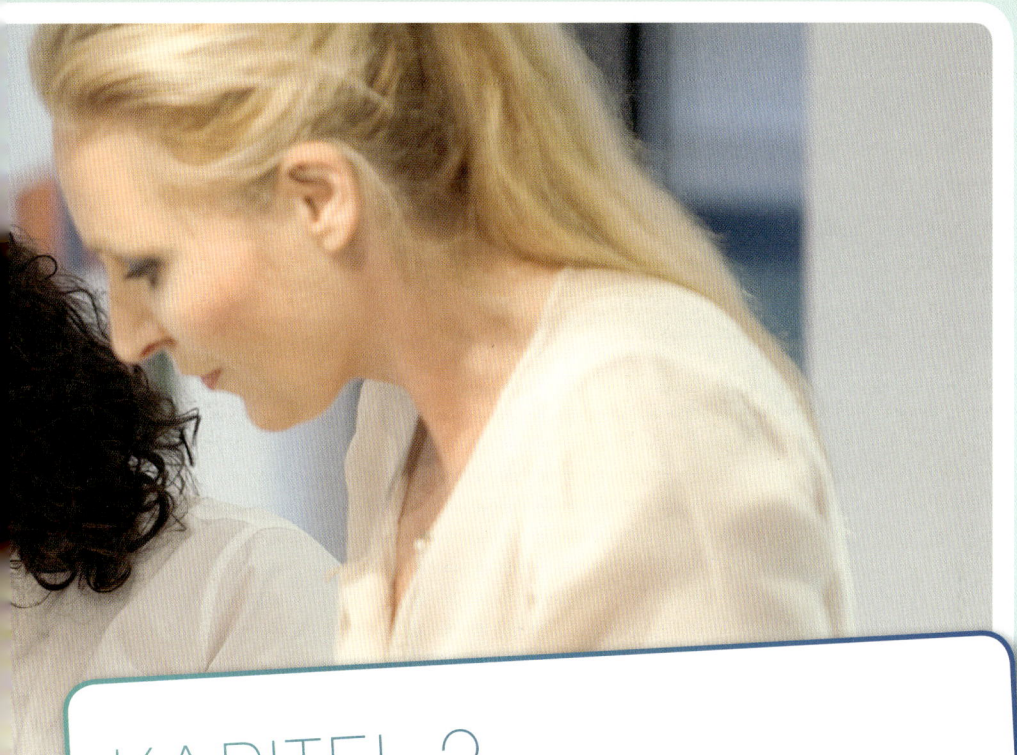

KAPITEL 2
ERNÄHRUNG & NAHRUNGS-ERGÄNZUNG

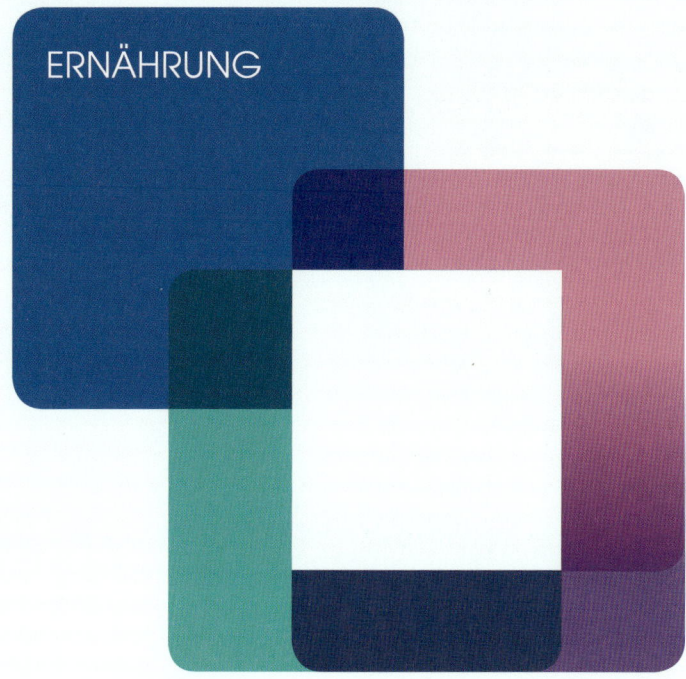

ERNÄHRUNG

VERGESSEN SIE KOHLENHYDRATE!

D ies ist nicht das 1000x-te Diätbuch! Es geht hier nicht um die Einhaltung starrer Diätpläne, und wir wollen auch keinesfalls, dass Sie sich auf „Size Zero" herunterhungern.

Bei der kohlenhydratarmen Ernährung geht es eben nicht darum, Kalorien zu zählen und zu hungern. Im Gegenteil: Wenn Sie die Kohlenhydrate in Ihrer Ernährung deutlich reduzieren und stattdessen mehr Eiweiß und natürliche Fette zu sich nehmen, dann können Sie sehr viel mehr essen, ohne davon dick zu werden. Sie werden an Speicherfett abnehmen – und das alles, ohne Kalorien zu zählen, denn Kalorien sind ab sofort nicht mehr die relevante Maßeinheit.

KOHLENHYDRATE ZÄHLEN IST DAS NEUE KALORIENZÄHLEN
Je weniger Kohlenhydrate, desto besser.
Sie werden an Speicherfett abnehmen und an Muskelmasse zulegen!

Die meisten Diäten propagieren das Kalorienzählen und die Reduktion von Fett; und dann wundert man sich, warum man nicht nachhaltig abnimmt (und wenn man Gewicht verliert, dann leider oft die magere Muskelmasse, denn Muskeln wiegen mehr als Fett!). Die Welle der Lightprodukte haben wir alle miterlebt – und trotz alledem: Die Fakten sind nicht von der Hand zu weisen.

Wir Menschen werden immer fetter –
und das fängt schon im Kindesalter an.

Jahrzehntelang haben uns Fachgesellschaften die Kohlenhydrate als Hauptnahrungsmittel empfohlen. Und immer noch werden sie angepriesen, die hochgelobten Kohlenhydrate.

Sieht man sich etwa den Ernährungskreis der Deutschen Gesellschaft für Ernährung an (auf deren offizieller Webseite www.dge.de), liest man dort folgende Empfehlungen: „Je größer ein Feld ist, desto größere Mengen sollten aus der Gruppe verzehrt werden. Lebensmittel aus kleinen Segmenten sollten sparsam verwendet werden." Schauen wir uns eine klassische Ernährungspyramide einmal genauer an:

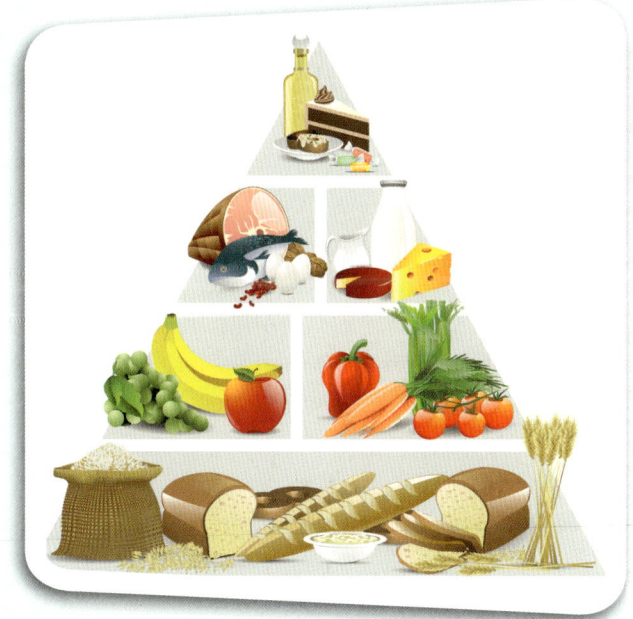

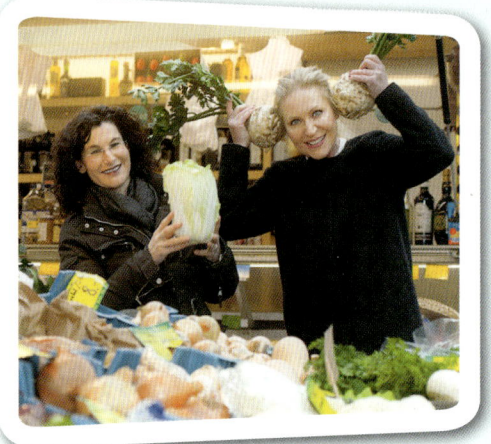

Demnach soll man sich also in der Hauptsache von Kartoffeln, Reis, Brot und Nudeln ernähren. Aber genau das macht uns „fett" und letztendlich krank.[1] Schauen Sie sich doch nur einmal um! Um uns herum herrscht ein totales Überangebot an Kohlenhydraten: Bäckereien, wo wir gehen und stehen, Snackbars, Dönerbuden, Fast-Food-Ketten. Die Süßigkeiten- und Chips-Regale im Supermarkt warten mit einer größeren Vielfalt und Auswahl auf als die Gemüsetheke. Wir sind an den Anblick, an die ständige Anwesenheit von Kohlenhydraten gewöhnt. Anders gesagt: Wir sind abhängig, süchtig nach Kohlenhydraten! Oder noch anders ausgedrückt: *Wir sehen vor lauter Kohlenhydrate keine anderen Lebensmittel mehr!*

Nehmen wir das Beispiel Hauptbahnhof: Sie steigen aus, haben Hunger und machen sich auf die Suche nach einem gesunden Snack. Erfolg – fast unmöglich! Weit und breit nur Bäckereien, Fast-Food, Süßigkeiten, selbst der kleine Supermarkt ist ohne Ende mit kohlenhydratreichen Lebensmitteln und süßen Riegeln gefüllt. Ganz hinten, in der letzten Ecke, ein Stand mit frisch gepressten Säften, die jedoch so teuer sind, dass sie sich kaum jemand leisten kann. Kein Wunder, dass spätestens jetzt Ihr guter Vorsatz, einen gesunden Snack zu verzehren, in sich zusammenfällt. Sie landen dann doch beim Teilchen oder beim Stück Pizza oder dem Schokoriegel, und Ihr Insulinspiegel fährt Achterbahn (dazu später mehr).

Der Speiseplan eines Durchschnittsbürgers sieht doch ungefähr so aus:
Morgens: Brot oder Brötchen, z. B. mit Nuss-Nugat-Creme oder Marmelade oder als angeblich gesunde, aber superzuckerreiche Variante Müsli und Kaffee „blond und süß" (mit Kondensmilch und Zucker).

Mittags: Alle erdenklichen Varianten, immer mit Kartoffeln, Reis, Nudeln – und wenn es schlecht läuft, sogar noch Brot vorneweg.

Abends: Brot mit herzhaftem Belag wie Wurst und Käse oder – je nachdem, was mittags gegessen wurde– noch mal die warmen Varianten mit Kartoffeln, Nudeln, Reis …

Und dann zum Fernsehen: Chips oder Eiscreme und anderer Süßkram …

Na – fällt Ihnen etwas auf?

Hier ist der Punkt, an dem wir Sie retten wollen, Ihnen die Augen öffnen, Sie vor dem Zuviel an Kohlenhydraten warnen wollen. Und vor den unvermeidlichen Folgen der kohlenhydratlastigen Ernährung. **Wir wollen Sie bewahren,** vor den negativen Folgen der „Kohlenhydratmanie" für Ihren Körper und Ihre Gesundheit, für Ihren mentalen Zustand und für Ihr äußeres Erscheinungsbild und Ihre Ausstrahlung!

SCHLUSS MIT DER DROGE ZUCKER! VERZICHT AUF KOHLENHYDRATE!

WAS SIND DENN KOHLENHYDRATE ÜBERHAUPT?

Kohlenhydrate sind Zucker! Ja, genau! Ihre geliebte Nudel, Ihr geliebtes Brot – alles Zucker. Zucker wie in Süßigkeiten und Cola. Und – Sie brauchen Kohlenhydrate, richtig gelesen! Allerdings nur, wenn Ihnen der Hungertod droht! Ist das so bei Ihnen? Bestimmt nicht. Denn wir alle leben im Überfluss – auch bezüglich der Kohlenhydrate. Aber jetzt erst einmal genauer:

Kohlenhydrate sind unterschiedlich lange Zuckerketten aus verschiedenen Zuckern, die mit der Nahrungsaufnahme in die Blutbahn gelangen. Als Reaktion des Körpers auf die ansteigende Blutzuckerkonzentration wird aus der Bauchspeicheldrüse das Hormon Insulin ausgeschüttet. Das Insulin (ein aufbauendes, sogenanntes anaboles Hormon) hat die Aufgabe, den Zucker aus dem Blut in die Zellen einzuschleusen. Der Körper kann nur etwa 400 Gramm Kohlenhydrate in den Muskeln und der Leber speichern. (Ein Teller Nudeln, mehr nicht!) Wenn die Speicher voll sind – was bei uns die Regel ist – und wir trotzdem weiter Kohlenhydrate essen – auch das ist oft die Regel! –, dann werden die überschüssigen Kohlenhydrate im Fettgewebe gespeichert.

In den Zeiten von Energieknappheit und Hunger, die einen Großteil unserer evolutionären Entwicklung geprägt haben, war es überlebensnotwendig, dass jedes Gramm Energieüberschuss gespeichert wurde. Wenn es aber um unsere heutige Energiebilanz geht, heißt es: Überschüssige Kohlenhydrate, die nicht zur Energiegewinnung verbraucht werden, können nicht ausgeschieden werden und „müssen" daher vom Körper in Form von Fett gespeichert werden. All dies wird von dem Hormon Insulin organisiert.

Wussten Sie eigentlich, dass in Schweine- und Geflügelmastbetrieben den Tieren überwiegend Kohlenhydrate verabreicht werden? Auch hier macht man sich den dadurch erhöhten Insulinspiegel mit der Folge einer vermehrten Fettspeicherung zunutze, das heißt: Die Tiere werden auf der Basis dieser „Hyperinsulinämie" möglichst schnell „fett" gemacht, damit man sie möglichst bald schlachten kann.

Also noch mal klar und deutlich
(siehe die Abbildung von der Kohlenhydrat-Sanduhr):
Überschüssige Kohlenhydrate können nicht ausgeschieden werden und „müssen" deshalb in Fett umgewandelt werden, das sich vor allem in der Leber und im Bauchraum ansiedelt. Dadurch entsteht eine Leberverfettung, das Bauchfett wird mehr; im weiteren Verlauf steigt der Insulinspiegel, die Folge ist eine Insulinresistenz, d. h. die Zellen werden für/gegenüber dem Insulin unempfindlich. Im weiteren Verlauf kommt es zu einem dauerhaften Anstieg des Blutzuckers (auch nüchtern!) und damit zur vollständigen Entwicklung eines *Diabetes mellitus*. Die Verfettung der Leber oder des Bauchraums kann einer Diabeteserkrankung um Jahre vorausgehen, ohne dass Sie etwas davon bemerken, außer vielleicht einem kleinen, langsam wachsenden Bäuchlein.

Durch die Verfettung der Leber -und des Bauchraumes und/oder der Entwicklung eines Diabetes wie im Sanduhrmodell zu sehen, kommt es zu Entzündungsprozessen. Diese Entzündungen laufen größtenteils völlig unbemerkt (zunächst) über Jahre bzw. Jahrzehnte ab und führen in letzter Konsequenz unweigerlich zu Herz-Kreislauferkrankungen, Krebs, Demenz und Alterung.

Kohlenhydrat-Sanduhr nach Dr. Sherko von Schmiedeberg

AGE oder Advanced-Glycosylation-End-Products: schädliche Zucker-Eiweiß-Verbindungen, die bei der Verstoffwechselung der Kohlenhydrate anfallen.

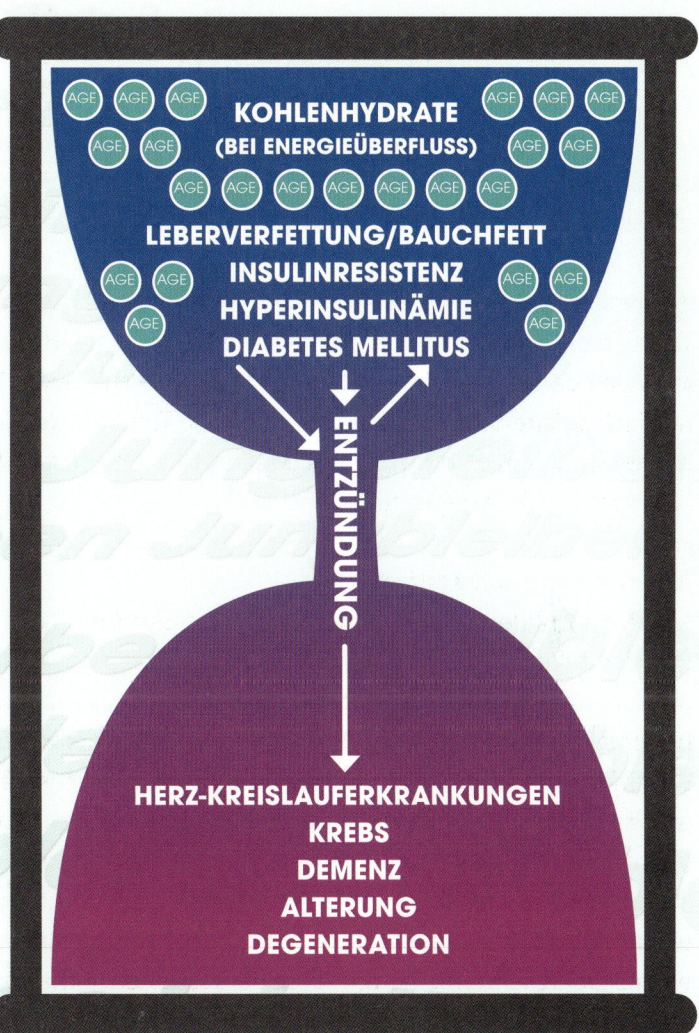

KOHLENHYDRATE
(BEI ENERGIEÜBERFLUSS)

LEBERVERFETTUNG/BAUCHFETT
INSULINRESISTENZ
HYPERINSULINÄMIE
DIABETES MELLITUS

ENTZÜNDUNG

HERZ-KREISLAUFERKRANKUNGEN
KREBS
DEMENZ
ALTERUNG
DEGENERATION

Doch man kann eine beginnende Insulinresistenz frühzeitig feststellen – anhand des HOMA-Index (siehe im Kapitel Blut-TÜV, Seite 108).

Solange wir Kohlenhydrate essen und unser Insulinspiegel hoch ist, findet kaum eine Fettverbrennung statt. Die Folge: Das „Bäuchlein" und der Hüftspeck bleiben und werden sogar noch mehr.

Ein Beispiel aus unserer Praxis: Ein männlicher Patient, 65 Jahre alt, kommt zu uns mit einer massiv verschlimmerten Schuppenflechte, einer entzündlichen, schuppenden Hauterkrankung. Er hatte schon seit Jahren kleine, ihn nicht wesentlich störende Stellen gehabt, aber jetzt ist der Körper von der Schuppenflechte nahezu übersät. Fast ein Fall für die Einweisung in die Klinik. Bei genauem Hinterfragen gab der Patient an, dass er wegen eines Typ-II-Diabetes von seiner Ärztin mit Insulin eingestellt wurde.

Damit setzte zugleich seine massive Hautverschlechterung ein. Interessanterweise gab der Patient an, er habe seit dem Beginn seines Insulinspritzens schon über zwölf Kilogramm an Gewicht zugenommen – und dies in nur knapp einem Jahr!

Daraufhin starteten wir – mit Einverständnis des Patienten – zunächst mit einer Blutmessung seines Nüchternblutzuckers. Dieser lag mit 240 Milligramm pro Deziliter deutlich über der Norm von 100 Milligramm pro Deziliter. Die Bestimmung des C-Peptids (dieser Wert sagt aus, wie viel Insulin die eigene Bauchspeicheldrüse noch produziert) ergab, dass die eigene Insulinproduktion des Patienten extrem eingeschränkt war. Also hatte der Patient einen Typ-II-Diabetes mit ausgeprägter Insulinresistenz (die zu allem Überfluss durch die Insulinspritzen noch verstärkt wurde!), einen großen, zunehmenden Bauchumfang und eine sich massiv verschlechternde entzündliche Erkrankung. Der Patient wurde also regelrecht „gemästet"!

Wir setzten das Insulin ab und empfahlen dem Patienten eine drastische Reduktion seiner Kohlenhydratzufuhr. Bereits nach drei Tagen(!) waren seine Nüchternblutzuckerwerte mit 115 Milligramm pro Deziliter fast schon wieder normal. In den folgenden acht Wochen nahm der Patient 9,5 Kilo ab. Auch seine Schuppenflechte hatte sich – unter zusätzlicher Lokaltherapie – deutlich gebessert. Dieser Patient aus unserer Praxis bietet ein gutes Beispiel, denn an seinem Fall können Sie das Zusammenspiel der Faktoren Kohlenhydrate, Verfettung, Insulin und Entzündung mit dem Übergang in die aufgelisteten Erkrankungen aus dem Sanduhr-Modell noch einmal nachvollziehen. Besonders schnell rieselt der Sand der Kohlenhydrat-Sanduhr (wir nennen das im Folgenden „Sanduhreffekt") nach

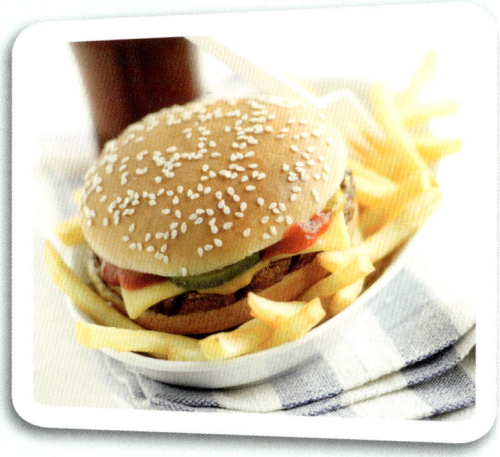

unten, wenn Sie in Ihrer Ernährung den Mix aus Kohlenhydraten und industriellen Fetten bevorzugen. Also beispielsweise Teile der typischen Fast-Food-Mahlzeit bestehend aus Pommes frites kombiniert mit einer zuckerhaltigen Fanta oder Cola.

Wenn die Fast-Food-Industriefutter- Kohlenhydrat-Energie die Blutbahn erreicht, wird Insulin ausgeschüttet. Das wissen Sie ja schon! Bei der Verstoffwechselung der Kohlenhydrate fallen unumkehrbare Zucker-Eiweiß-Verbindungen an, die sehr schädlich sind und an verschiedensten Zielorganen Schaden anrichten können. Man nennt diese Zucker-Eiweiß-Verbindungen auch Advanced-Glycosylation-End-Products, kurz AGEs!

Wenn Sie Ihren Insulinspiegel mit einer kohlenhydratreichen Nahrung hochgejagt haben, dann fällt der Blutzuckerspiegel kurz danach wieder auf ein niedriges Niveau, um den Zucker möglichst schnell aus der Blutbahn zu bekommen. Sie fühlen sich dann unterzuckert, unzufrieden und nervös, denn Ihr Körper – und letztendlich Ihr Gehirn und Ihre Nerven – schreien nach Nachschub. Und vergessen Sie nicht, dass bei diesem ganzen Prozess kein Milligramm Fett abgebaut werden kann!

Der Trick besteht also darin, die Achterbahnfahrt von Insulinspiegel und Blutzucker zu vermeiden. Sie sollten das Abstumpfen Ihrer Zellen gegenüber dem Insulin (Insulinresistenz) und eine Hyperinsulinämie mit der Verzuckerung

Ihrer Zellen verhindern, um damit der Bildung der AGEs entgegenzuwirken. Denn die AGEs sind der Grund für Ihr vorzeitiges Altern, Ihre frühe Herz-Kreis-kauf-Erkrankung, Ihre frühe Demenz.

Der Trick ist jetzt kein Geheimnis mehr:
Keine Kohlenhydrate – bzw. so wenig wie möglich!

Wenn Sie Ihre Kohlenhydrataufnahme limitieren oder bisweilen sogar ganz darauf verzichten, werden Sie auch keine Heißhungerattacken mehr haben. Ihr Blutzuckerspiegel pendelt sich auf dem richtigen Level ein. Wir haben es selbst ausprobiert: Beide Autorinnen haben mit der kohlenhydratarmen Ernährungsweise einen Nüchternblutzucker von circa 100 Milligramm pro Deziliter (Normwert sollten 100 Milligramm pro Deziliter sein) bei verschiedensten Messungen über Monate. Auch der Blutzuckermesswert nach einer kohlenhydratarmen Mahlzeit war nur unwesentlich höher.

Wie viel Insulin pro Nahrungsmittel ausgeschüttet wird, ist messbar. Zu den Produkten, die eine niedrige Insulinausschüttung nach sich ziehen, gehören: Gemüse, Fisch, Nüsse und zuckerarme Obstsorten (Beeren, Zitrusfrüchte), Joghurt, Quark.
Dagegen treiben Nahrungsmittel wie Weißbrot, Reis, Industriezucker, Nudeln, Kartoffeln und Kuchen, Plätzchen, Chips u. Ä. den Insulinspiegel schnell und drastisch in die Höhe.

Hier eine Liste von Nahrungsmitteln, die Ihren Insulinspiegel deutlich ansteigen lassen:

- Cornflakes
- Kuchen/Pfannkuchen
- Pommes frites
- Kartoffelpüree
- Fanta/Cola
- Brot/Brötchen
- Marmelade
- Süßigkeiten (Gummibärchen etc.)
- Reis

MERKE

→ Vor dem „Schmiedeberg-Müller`schen Kohlenhydrat-Energiegesetz" sind nahezu alle Kohlenhydrate gleich: Sie werden insulinabhängig in Form von Zucker in den Energiekreislauf eingeschleust, und der Überschuss wird in Form von Fett gespeichert.

→ Bei der Verstoffwechselung von Kohlenhydraten fallen unumkehrbare Zucker-Eiweiß-Verbindungen (AGEs) an, die sehr schädlich sind.

→ Das ständige Vorhandensein von Insulin wirkt sich direkt beschleunigend auf den Alterungsprozess aus.

Sind darunter nicht viele Nahrungsmittel, die – vielleicht sogar mehrfach – täglich auch auf Ihrem Speiseplan stehen?

Nahrungsmittel, die den Insulinspiegel überhaupt nicht bzw. nur geringfügig ansteigen lassen:

- Gemüse
- Fleisch
- Fisch
- Eier
- Nüsse (außer Cashewkerne)
- zuckerarme Früchte wie etwa Melonen, Papayas, Waldbeeren
- Quark
- fetthaltige Käsesorten (Parmesan ist sehr eiweißreich), denn sie enthalten gar keine bis wenige Kohlenhydrate (siehe auch unter Rezepte, ab Seite 65)

Kennen Sie das nicht auch? Sie waren abends ausgiebig (kohlenhydratreich) essen und trinken. Am nächsten Morgen wachen Sie ausgehungert und mit knurrendem Magen auf. Ihr Insulinspiegel ist über Nacht hoch geblieben und

Ihr Blutzucker auf ein niedriges Niveau gefallen: Folglich wachen Sie mit einer Unterzuckerung auf – und das bedeutet: mit Hunger! Ihr Körper bzw. Ihr Gehirn fordert neue Kohlenhydrate.

Machen Sie mal den „SchaumorgensindenSpiegel"-Test: Wenn Sie abends eine kohlenhydratreiche Mahlzeit gegessen und vielleicht auch zwei bis drei Gläser Alkohol getrunken haben, dann ist Ihr Teint morgens müde, die Haut fahler, die Tränensäcke stärker geschwollen und man sieht Ihnen Ihre Müdigkeit in der Regel deutlich stärker an.

Denn Ihr Körper hatte infolge der hohen Kohlenhydratzufuhr keine Möglichkeit, sich zu regenerieren, und die eigentlichen Repair-Funktionen der Hormone Melatonin und der Wachtumshormone (hGH) sind dadurch auf ein Minimum reduziert worden. Insulin ist der Gegenspieler des Wachstumshormons. Das Wachstumshormon (hGH) ist ein super Night-Repair-Hormon, das jedoch in Anwesenheit von Insulin nicht gebildet werden kann.
Essen Sie dagegen keine Kohlenhydrate, kann sich Ihr Körper nachts voll und ganz auf die Zellregeneration konzentrieren. Die körpereigenen Verjüngungs-Botenstoffe werden über Nacht ausgeschüttet. Ihr Teint wird es Ihnen danken. Sie sehen morgens frischer, erholter und jünger aus und fühlen sich leichter und fitter.

Gehen Sie doch auch mal abends ins Bett, ohne etwas zu essen („Dinner cancelling" ab 18 Uhr). Sie werden sich wundern! Am nächsten Morgen keinerlei Magenknurren und keine Hungergefühle, weil keine Berg-und-Tal-Fahrten Ihres Insulin- und Zuckerspiegels stattgefunden haben. Sie fühlen sich fit, leichter … und haben Sie nicht auch besser geschlafen? Auch der Blick in den Spiegel wird Sie erfreuen!

Die ersten Tage des Zucker-Kohlenhydrat-Entzugs sind schwierig, denn der Körper wehrt sich und schreit nach seiner gewohnten Dosis. So war es auch bei uns. Was verspürten wir plötzlich für eine Gier auf Schokolade, leckere

Nudeln und kleine Schweinereien zwischendurch. Wir konnten uns ehrlich gesagt nicht vorstellen, dass wir das ewig durchhalten bzw. sich an diesem Verlangen nach Kohlenhydraten noch etwas wesentlich ändern würde. Aber das Durchhalten hat sich gelohnt: Nach sechs bis acht Wochen Abstinenz bemerkten wir plötzlich, dass der Körper weniger Sehnsucht nach all den süßen und kohlenhydratreichen Nahrungsmitteln hatte. Und das Beste: Wenn man dann mal ein Stück Schokolade isst, dann schmeckt es so unglaublich süß, dass es einem eigentlich gar nicht mehr schmeckt. Die Geschmacksnerven haben sich nämlich wieder normalisiert – auf das Niveau, das die Natur für uns eigentlich vorgesehen hat. Hat man vorher den Geschmack von Obst oft gar nicht als ausreichend süß empfunden und ständig nachgesüßt, genießt man die Früchte fortan ohne ein Gramm Zucker, und sie schmecken herrlich – wie die süßeste Sahnetorte.

Die Lösung kann auch nicht darin bestehen, auf die sogenannten und viel zitierten komplexen (angeblich gesunden) Kohlenhydrate auszuweichen, wie sie beispielsweise in Vollkornprodukten stecken. Komplexe Kohlenhydrate führen zwar zu einem etwas langsameren Blutzuckeranstieg und damit zu einem verzögerten Insulinanstieg, jedoch gilt leider immer:

Ob komplex oder einfach – Zucker bleibt Zucker!

Und falls Sie bis jetzt immer noch nicht mit den Kohlenhydraten abgeschlossen haben, hier noch einmal die Fakten, die Sie überzeugen werden:

Fakt I: Die Demenzerkrankung wird von einigen Wissenschaftlern inzwischen als „Diabetes Typ III" bezeichnet. Es zeigt sich sogar ein direkter Zusammenhang zwischen einer ständigen Insulinbelastung und der Demenz. Als Ursache wird vermutet, dass es durch eine permanente Insulinbelastung zu Stoffwechselveränderungen in bestimmten Bereichen des Gehirns kommt und dadurch Alterungsprozesse angestoßen werden.

Fakt II: Eine Krebszelle in ihrem letzten (und damit besonders gefährlichen) Ausbreitungsstadium ernährt sich hauptsächlich von Zucker. Dies wurde von

Otto Warburg schon im Jahr 1930 beschrieben. Diese Zuckerverstoffwechselung der Tumorzelle macht man sich heutzutage in der Medizin zunutze, und zwar zur Metastasensuche im PET (Positronen-Emissions-Tomografie). Bei dieser radiologischen Diagnostik wird dem Patienten vorher eine radioaktiv markierte Zuckerlösung (!) verabreicht, anhand derer sich die Zucker verstoffwechselnden Krebszellen sehr gut darstellen lassen.

Fakt III: Kohlenhydrate lassen uns ALTERN. Sie lassen unsere Zellen verzuckern. Der Zucker verklumpt mit Eiweißen zu Karamell (Karamellisierung! AGEs!). Diese Verzuckerung unserer Zellen ist sogar sichtbar – an den bräunlichen Ablagerungen der Haut in Form von Altersflecken. Und sie wäre es auch in allen anderen Organen, wie beispielsweise in der Leber, im Herzen und im Gehirn.

Und auch wenn Sie sich hiervon überhaupt nicht angesprochen fühlen, wenn Sie schlank sind und sich gesund fühlen: Der Grund, weshalb wir alt werden, warum wir degenerative Erscheinungen und Krankheiten ausbilden, liegt mit in der Überflusszufuhr an Kohlenhydraten.

MERKE

→ Überschüssige Kohlenhydrate können nicht ausgeschieden werden und „müssen" deshalb in Fett umgewandelt werden.

→ Bei der Verstoffwechselung von Kohlenhydraten fallen unumkehrbare Zucker-Eiweiß-Verbindungen (AGEs) an, die für den Körper sehr schädlich sind.

→ Wenn Sie vor der Bäckerei nicht widerstehen können, dann denken Sie an unser Mastschwein oder an die Kohlenhydrat-Sanduhr!

→ Kohlenhydrate lassen uns altern und degenerieren.

EIWEISS – LANGEN SIE ZU!

Halten wir zu Beginn noch einmal fest:
Sie brauchen keine Kohlenhydrate – das wissen Sie ja schon! Was Sie dringend brauchen, sind Muskeln. Muskeln benötigen zum Wachsen Proteine (Eiweiße), und die Muskeln sind gleichzeitig auch die größten Eiweißspeicher unseres Körpers.

Die Eiweiße liefern mit ihren Aminosäurebausteinen das für den Aufbau der körpereigenen Proteine benötigte Material, insbesondere die „essenziellen" Aminosäuren, die mit der Nahrung zugeführt werden müssen, weil sie der Körper nicht selbst produzieren kann. Dieser Aufbau findet vorrangig nachts statt, wenn Sie schlafen. Aus diesen Aminosäurebausteinen baut der Körper kontinuierlich Botenstoffe, Hormone, Blutkörperchen und Immunzellen.

DIE AMINOSÄUREN

Der Mensch ist in der Lage, mehr als 20 unterschiedliche Aminosäuren für den Körperaufbau einzusetzen. Man unterscheidet dabei zwischen essenziel-

len (unentbehrlichen) Aminosäuren, die von außen mit der Nahrung aufgenommen werden müssen, semi-essenziellen Aminosäuren, die unter bestimmten Bedingungen mit der Nahrung zugesetzt werden, und den nicht-essenziellen Aminosäuren, die der Körper aus den essenziellen Aminosäuren selbst herstellen kann.

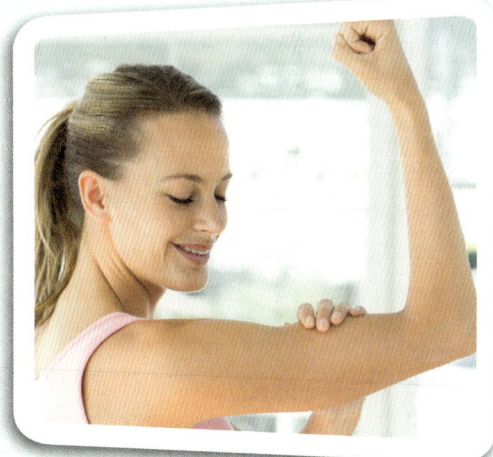

Wichtig ist zu wissen, dass aus den neun essenziellen Aminosäuren im Körper die restlichen Aminosäuren

produziert werden können. Je vollständiger diese neun Aminosäuren im Eiweiß enthalten sind, desto höherwertig ist das Eiweiß.

Essenzielle Aminosäuren:	Semiessenzielle Aminosäuren:	Nicht-essenzielle Aminosäuren:
Histidin	Arginin	Alanin
Isoleucin	Cystein	Asparagin
Leucin	Glutamin	Asparaginsäure
Lysin	Tyrosin	Glutaminsäure
Methionin	Serin	Ornithin
Phenylalanin	Taurin	Prolin[2]
Threonin	Gycin	
Tryptophan		
Valin		

Eiweiße (zusammen mit Fetten! Siehe dazu auch den Abschnitt „Fettreich" ab
Seite 45) sind der ideale Ersatz für Kohlenhydrate, denn sie bauen Muskeln auf
und liefern Energie; sie machen satt und halten satt, ohne den Organismus zu
beschweren.

Eiweiße sind die Power-Ernährung der Zukunft – und waren das bereits während der überwiegenden Zeit unserer evolutionären Entwicklung.

Eiweiße halten den Insulinspiegel niedrig, beugen dadurch Achterbahnfahr-
ten des Blutzuckers vor, schützen auf diese Weise vor Heißhungerattacken
und wirken somit stabilisierend auf das Körpergewicht.

Daher unser Rat: Halten Sie den Kohlenhydratanteil in Ihrer Nahrung konsequent so gering wie möglich und ersetzen Sie die Kohlenhydrate lieber
durch Eiweiße in Kombination mit Fetten.

Wir empfehlen eine Eiweißaufnahme pro Tag von 1,5 bis 2,0 Gramm pro Kilogramm Körpergewicht. Und damit liegen wir noch unter den Empfehlungen mancher Ernährungswissenschaftler. Sie sollten aber nicht den Fehler machen, sich zu proteinlastig zu ernähren (d. h. regelmäßig mehr als 2 Gramm Eiweiß pro Tag). Denn sie sollten wissen: Dies könnte wiederrum zu einem deutlichen Anstieg des Insulins führen. Das macht bei einer Frau von 65 Kilogramm Kör-

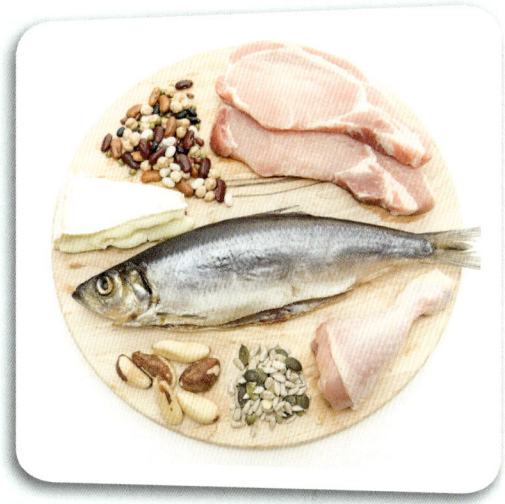

pergewicht bis zu maximal 130 Gramm Eiweiß pro Tag, bei einem Mann von 85 Kilogramm bis zu maximal 170 Gramm Eiweiß pro Tag. Sich täglich diese Mengen an Eiweiß einzuverleiben, ist gar nicht so einfach. Am besten decken Sie Ihren Bedarf über Fleisch, Fisch, Eier und Milchprodukte (möglichst aus ökologischem Anbau) (siehe dazu auch den Rezeptteil ab Seite 63).

Inzwischen empfehlen fast alle renommierten Ernährungswissenschaftler eine eiweißreiche Kost. Ging man eine ganze Zeit lang davon aus, zu viel Eiweiß sei schädlich und sein Abbau belaste die Nieren, weiß man heute, dass eine eiweißreiche Ernährung den Stoffwechsel stimuliert, Stichwort „Thermogenese". Das heißt konkret: Zur Aufnahme, Verdauung und Speicherung der Nahrungsbestandteile mit ihren Nährstoffen wird Energie benötigt, und dieser Vorgang wiederum setzt Wärme frei. Die höchste Menge an Energie wird für die Verstoffwechselung von Eiweiß aufgewendet, hier beträgt die Thermogenese ungefähr 25 bis 30 Prozent der aufgenommenen Energiemenge. Zum Vergleich: Bei Kohlenhydraten sind es nur 5 bis 8 Prozent.
Bei der Verdauung werden die Proteine aus der Nahrung in ihre einzelnen Aminosäurebausteine zerlegt, bevor sie im Körper zum Aufbau körpereigener Proteine herangezogen werden.

Wichtig: Die Proteine liegen in der natürlichen Nahrung in der sogenannten L-Form vor, und der Körper kann diese L-Aminosäuren gut verwerten. Bei Proteinpulvern muss man hier aufpassen! Die Aminosäuren sollten auch hier gleich in der L-Form vorliegen (also nicht in DL-Mischungen), da die D-Form erst einmal in die L-Form umgewandelt werden muss.

Beispiel: amino-loges – Aminosäuren für Sportler von Dr. Loges oder Molkenprotein-Isolat nach der CFM-Methode (siehe Produktliste auf Seite 161f.).

Wussten Sie, dass aus Aminosäuren Immunzellen gebildet werden, die Infektionen abwehren, und das schnell und wirkungsvoll? Dazu müssen jedoch die Eiweißspeicher voll sein. Setzen Sie bei Infekten zusätzlich Eiweiß ein, kann das Immunsystem effizienter arbeiten und Sie schützen Ihre Muskeldepots,

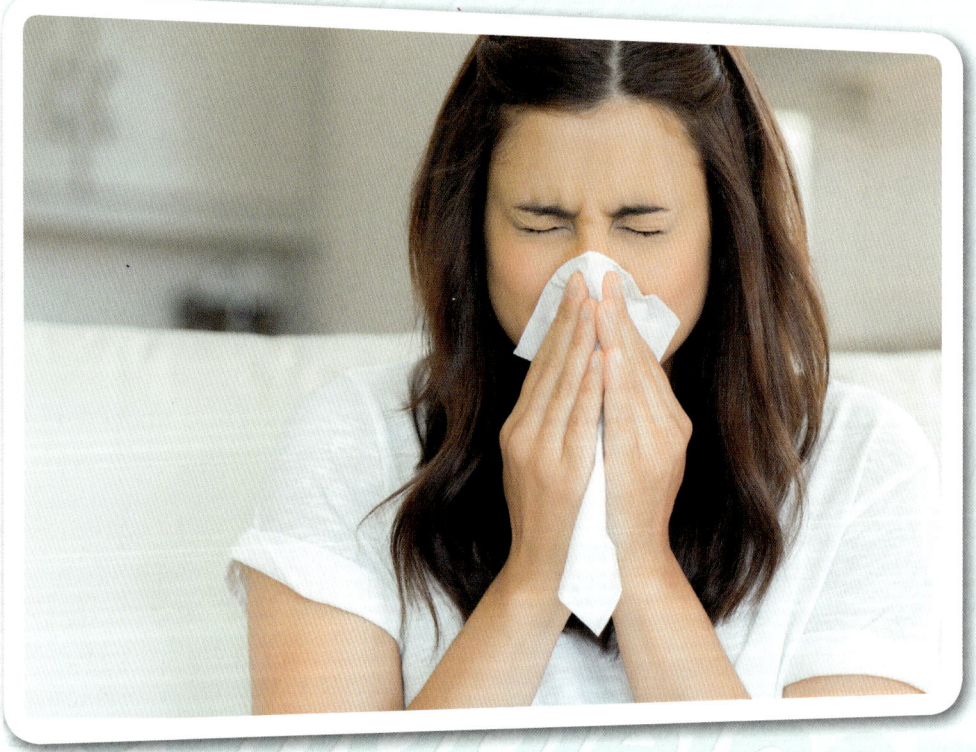

aus denen das benötigte Eiweiß ansonsten hätte abgebaut werden müssen. Sie alle kennen die Empfehlung Ihrer Großmutter: „Gegen Erkältung hilft Hühnersuppe!" Und genau die Aminosäuren aus dem Hühnerfleisch sollen die Immunkraft anregen. Wie Sie diesen Prozess noch effizienter gestalten können, nämlich mit einem hochkonzentrierten Amino-Shake, erfahren Sie später.

Wir alle haben die Erfahrung gemacht, dass wir uns nach einem stark kohlenhydrathaltigen Essen (Kartoffeln, Reis, Nudeln, Brot …) müde fühlen. Nehmen Sie dagegen eine eiweißreiche Mahlzeit zu sich und verzichten auf Kohlenhydrate, fühlen Sie sich leicht und ausgeglichener. Machen Sie den Test!

Als Topmanagerin vertraut Tina Müller ebenfalls auf hochwertige Aminosäuren und achtet auf einen hohen Serotoninspiegel, um ihre Aufmerksamkeit, Konzentrationsfähigkeit und Gedächtnisleistung zu verbessern, sie sagt: „Eine Topmanagerin muss immer auf den Punkt topkonzentriert sein, und das im Beruf zehn bis zwölf Stunden täglich. Deshalb esse ich in den Sitzungen zwischendurch weder das Gebäck noch die Brezel, sondern greife zu einem Eiweißriegel, ein paar Nüssen oder zu Obst, falls ich einen Snack brauche. Und verschlinge eben nicht mal schnell einen Schokoriegel!

Obwohl es viele Kollegen gibt, die immer wieder argumentieren, das Gehirn brauche für Hochleistung unbedingt Zucker, denn nur mithilfe von Zucker könne es gut denken, ist das falsch, denn dann hängen Sie wieder am Zuckertropf! Außerdem nehmen Sie mit den von uns empfohlenen Lebensmitteln immer noch eine ausreichende Menge an Kohlenhydraten zu sich, und die versorgen Ihr Gehirn optimal. Es tut uns leid: Der Schokoriegel muss in der Schublade bleiben! Schenken Sie ihn dem Kollegen, den sie am wenigsten mögen :-) …"

Eiweiße unterstützen Ihre Körperzellen beim Wachstum und bei der Erneuerung. Eiweiße stimulieren den Stoffwechsel, wodurch Sie mehr Fett verbrennen. Eine eiweißreiche Mahlzeit kann auch wie ein Stimmungsaufheller wirken, denn aus Aminosäuren entstehen die Psyche positiv stimulierende Botenstoffe (sogenannte Neurotransmitter), und die machen gute Laune. Das

Glückshormon Serotonin, das man auch bei der Behandlung von Depressionen einsetzt, wird aus dem Aminobaustein Tryptophan gebildet. Bei Einschlafproblemen und Depressionen verordnen Ärzte erfolgreich Tryptophan, um die Serotoninausschüttung im Gehirn anzukurbeln. Verschiedene Untersuchungen haben gezeigt, dass ein Mangel an essenziellen Aminosäuren die Stimmungslage verschlechtert (bis hin zur Depression), eine Winterdepression verschlimmert, Aggressionen fördert und sogar die Symptome von Autismus verstärkt. Daraus können Sie ersehen, wie groß der Einfluss von Nahrungsmitteln auf unser Gehirn und damit auch auf unsere Psyche ist.

Man weiß aus Studien, dass eine kohlenhydratarme Ernährung das Gehirn zu Höchstleistungen antreibt und wahrscheinlich vor einer Altersdemenz schützen kann.

Leider verschwinden die guten, wichtigen Proteinquellen, welche die benötigten Aminosäuren liefern, immer mehr von den Speisezetteln, etwa Hülsenfrüchte, Nüsse und Samen, Fisch, Krusten- und Schalentiere wie auch – in Zeiten des zunehmenden Vegetarismus – das Fleisch.

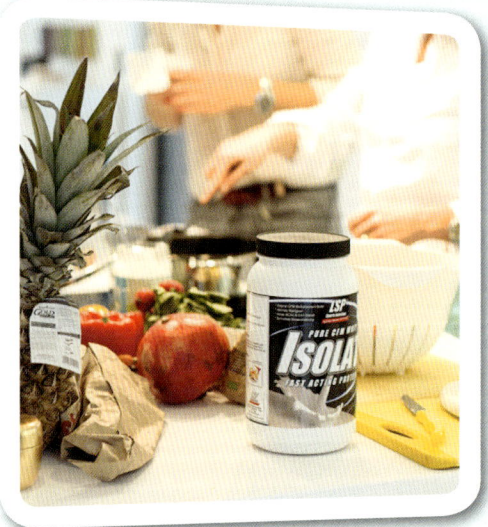

Warum sind Koreanerinnen im Durchschnitt größer als Chinesinnen? Der Grund: Reis in Kombination mit Gemüse ist das Grundnahrungsmittel in China, aber Reis enthält wenig der zwei Aminosäuren Threonin und Tryptophan.
Die Koreanerinnen dagegen essen sehr viel mehr Fleisch in Kombination mit Gemüse. Das Fleisch garantiert die Versorgung mit allen wichtigen Aminosäuren für Wachstum und Körperaufbau.

WISSENSWERTES

WELCHE NAHRUNGSMITTEL LIEFERN BESONDERS VIEL EIWEISS?[3]
Eiweißgehalt pro 100 Gramm:

KÄSE

Der Star unter den Eiweißlieferanten ist der Parmesan: 35,6 Gramm Eiweiß, wenig Fett.

ANDERE KÄSESORTEN

Appenzeller	33,8 g
Limburger	26,5 g

HÜLSENFRÜCHTE UND NÜSSE

Linsen	23,4 g
Bohnen	20,9 g
Erbsen	6,6 g
Sojabohnen	34,9 g
Sesam	17,7 g
Erdnüsse	25,3 g
Haselnüsse	12,0 g
Kokosnüsse	3,9 g
Macadamianüsse	7,5 g
Mandeln	18,7 g
Paranüsse	13,6 g
Walnüsse	14,4 g

FISCH

Barsch	18,4 g
Forelle	19,5 g
Kabeljau	17,7 g
Kaviar	26,1 g
Lachs	19,9 g
Makrele	18,7 g
Ölsardine	24,1 g
Seezunge	17,5 g
Zander	19,2 g

Gruyère	26,9 g
Gouda	25,5 g
Gorgonzola	19,4 g
Emmentaler	29,0 g
Chester	25,4 g
Frischkäse	11,3 g
Hüttenkäse	12,3 g
Mozzarella	19,9 g

FLEISCH

Huhn	19,9 g
Hühnerbrust	22,2 g
Kalbfleisch	21,2 g
Kassler	20,9 g
Pferdefleisch	20,6 g
Reh	22,4 g
Rind	21,2 g
Schweinefilet	22,0 g
Truthahnbrust	24,1 g
Lammfilet	20,8 g

MILCH- UND EIPRODUKTE

Milch 1,5 % Fett	3,4 g
Quark	12,5 g
Buttermilch	3,5 g
Joghurt	3,9 g
Vollei	12,5 g

Anhand der oben aufgelisteten Eiweißquellen können Sie an fünf Fingern abzählen, dass es nicht einfach ist, sich die bei 65 Kilogramm Körpergewicht optimalen 130 Gramm Eiweiß täglich zuzuführen. Wir selber haben eine ganze Zeit lang herumexperimentiert, bis wir die für uns richtigen 130 Gramm in einem normalen Tagesablauf zusammenhatten.

Die Jäger in der Steinzeit haben regelmäßig 1,8 Kilogramm Fleisch gegessen und damit ausreichend Eiweiß aufgenommen.

Wer schafft es heute noch, mit seiner „normalen" Nahrung auf eine ausreichende Eiweißzufuhr zu kommen?

Mit vegetarischer Ernährung ist es nicht ganz einfach, genug Eiweiß zu sich zu nehmen, Sie müssen sich dabei genau überlegen, welche Nahrungsmittel Sie konsumieren sollten.

Denn pflanzliches Eiweiß hat – mit Ausnahme z. B. des Reisproteins (siehe weiter unten) – den kleinen Nachteil, dass sie auch immer einen relativ hohen Kohlenhydratanteil haben. Und wie eben schon erwähnt kann das Eiweiß – als zweiter kleiner Nachteil – in Verbindung mit Kohlenhydraten schlechter verwertet werden!

Sie brauchen daher hochwertige Eiweiße, um sich das Leben einfacher zu machen und damit Ihr Bemühen ums tägliche Eiweiß nicht in Stress ausartet!

Es kommt also auf die Qualität der Proteine an! Meiden Sie daher Eiweißquellen wie beispielsweise Wurstwaren und industriell verarbeitetes Fleisch. Geflügel hat weniger Fett als rotes Fleisch. Fisch ist eine ideale Eiweißquelle mit viel natürlichen Fettsäuren (z. B. Omega-3, siehe dazu auch das Kapitel „Omega-3" ab Seite 94).

Wir möchten an dieser Stelle auch die Sojaprodukte erwähnen, die pflanzliche Quelle mit dem höchsten Anteil an Eiweißen und Phytohormonen. Es sollten aber unbedingt Sojaprodukte aus ökologischem Anbau sein. Denn Sojaprodukte stehen in letzter Zeit immer wieder in der Kritik, hauptsächlich auch wegen der fortschreitenden Genmanipulation vieler Sorten und des Anbaus in Monokulturen.

Die Qualität der Proteine lässt sich bestimmen. Wie gerade ausgeführt: Je vollständiger die neun essenziellen Aminosäuren im Eiweiß enthalten sind, desto qualitativ höherwertig ist es. Man bezeichnet das auch als die biologische Wertigkeit eines Eiweißes, und diese enthält eine Aussage darüber, ob sämtliche essenzielle Aminosäuren in ausreichender Menge vorhanden sind. Die biologische Wertigkeit bezeichnet diejenige Menge Eiweiß, die der Körper aus den Aminosäuren selbst herstellen kann. Hier dienen Eier als Referenzwert, sie haben eine biologische Wertigkeit von 100.

WISSENSWERTES

BIOLOGISCHE WERTIGKEIT[4]

Molkeeiweiß	104	Soja	84
Vollei	100	Reis	81
Rindfleisch	92	Mais	71
Thunfisch	92	Getreide	60
Milch	88	Gelatine	0

Im Hinblick auf die Wertigkeiten ist entscheidend, was der Körper am besten nutzen kann. Hier gilt, dass der Körper von Proteinen mit der höchsten biologischen Wertigkeit am meisten profitiert. Wie viele Aminosäuren nach der Verdauung im Blut ankommen, ist daher genauso wichtig wie die ausreichende Vielfalt der Proteinquellen auf dem Essteller.

Molke	100	Bohnen	68
Ei	100	Haferflocken	57
Milch	100	Kartoffeln	55
Sojamehl	100	Linsen	52
Fleisch	92	Roggen	49
Erbsen	70	Weizen	44

Hier erkennt man den doppelten Nachteil kohlenhydratreicher Lebensmittel, wie Kartoffeln und Weizen. Zusammen mit Kohlenhydraten kann auch das Eiweiß schlechter verwertet werden.

Eiweiß hat auch ein Profil ...

Mithilfe eines Eiweißprofils können Sie den Eiweißgehalt in Ihrem Blut bestimmen lassen – wie auch die einzelnen Aminosäuren mit einem sogenannten Aminosäurenprofil.

Hier sind unsere persönlichen Aminosäurenprofile – wie Sie sehen, auch nicht ganz perfekt, aber daran kann man ja arbeiten. Die meisten Labors liefern zu der Eiweißbestimmung eine Befundinterpretation mit und ebenso eine genaue Erklärung, welche Präparate man zur Verbesserung seines Aminosäurenprofils einnehmen kann.

Das Eiweißprofil von Susanne von Schmiedeberg

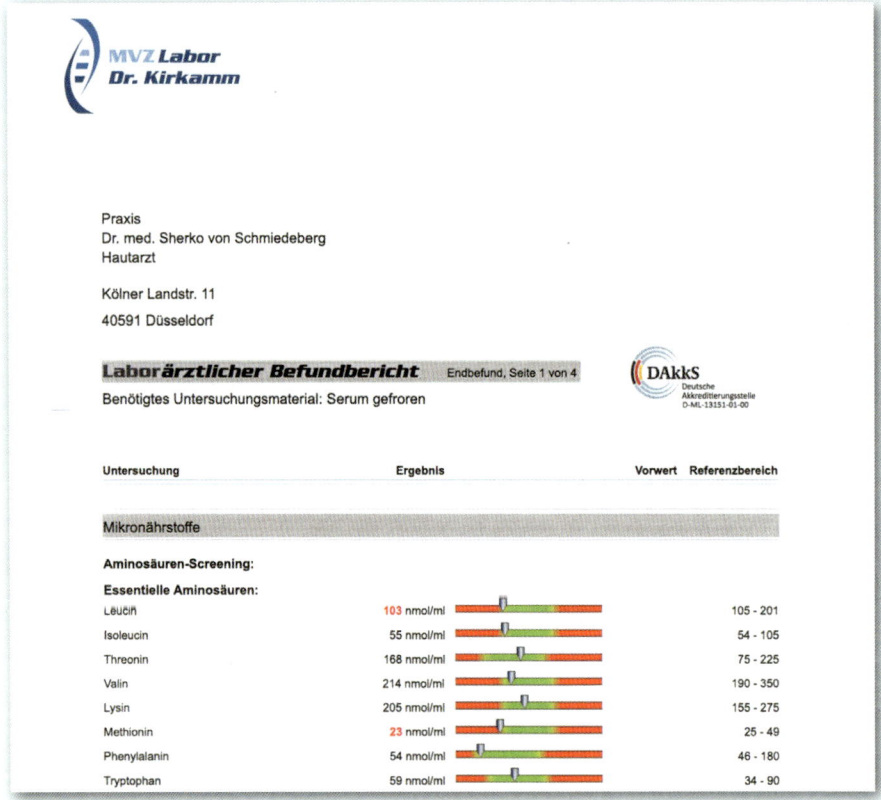

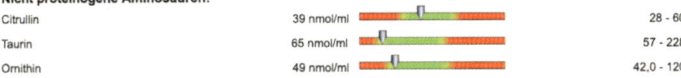

Nicht proteinogene Aminosäuren:

Citrullin	39 nmol/ml		28 - 60
Taurin	65 nmol/ml		57 - 228
Ornithin	49 nmol/ml		42,0 - 120

Mikronährstoffdiagnostik - Befundinterpretation

Aminosäurendiagnostik

Leucin

Leucin zählt zusammen mit Isoleucin und Valin zu den neutralen, verzweigtkettigen Aminosäuren (BCAAs ("Branched Chain Amino Acids")). Sie sind **essentiell**, das heißt, sie müssen in bestimmten Mengen mit der Nahrung zugeführt werden, weil der Körper sie nicht selbst synthetisieren kann.
BCAAs machen mehr als 50% der über die Nahrung zugeführten Aminosäuren aus. Sie sind für den Muskelaufbau extrem wichtig; nahezu 35% der Muskulatur setzt sich aus ihnen zusammen. Bei Glykogenmangel können die verzweigtkettigen Aminosäuren ebenfalls als Energielieferant dienen. Sie stimulieren die Insulinsekretion und fördern anabole Prozesse (Muskelaufbau).
Unter Stressbedingungen werden die verzweigtkettigen Aminosäuren vermehrt verbraucht.

Indikationen für die Leucinsubstitution
- als Nahrungsergänzung bei Ausübung von Ausdauer-, Kraft- oder Leistungssport
- Lebererkrankungen (Hemmung des Coma hepaticum durch verminderten Serotoninspiegel)

Kontraindikation für die Leucinsubstitution
- Ahornsirup-Krankheit (Verzweigt-Ketten-Dekarboxylase-Mangel)
  Bei dieser Enzymstörung (angeborene Stoffwechselerkrankung) finden sich ebenfalls stark erhöhte Spiegel von Isoleucin und Valin.

Bei der Substitution von BCAAs sollten immer Leucin, Isoleucin und Valin in einem ausgewogenen Verhältnis (1,5-1-1) zusammen eingenommen werden.

> **Mögliche Ursachen niedriger Leucinspiegel**
> - erhöhter Bedarf durch Sport
> - extreme Diätformen
> - eiweissarme Ernährung
> - Erkrankungen des Intestinaltraktes (Resorptionsstörung)

Methionin

Methionin zählt zu den essentiellen Aminosäuren. Methionin ist die Vorstufe für die Synthese von Coenzym A (CoA), welches an einer Vielzahl biochemischer Reaktionen im Organismus beteiligt ist. Methionin dient der Bereitstellung von Methylgruppen für zahlreiche Biosynthesen von körpereigenen Stoffen (z.B. Neurotransmitter).

Die stoffwechselaktive Form von Methionin in S-Adenosylmethionin (SAM). Zur Aktivierung von Methionin ist ein ausreichender Spiegel folgender Cofaktoren notwendig:
- Magnesium
- Glutathion

Cave: bei einer Methioninsubstitution sollte auf eine **ausreichende Versorgung mit Vitamin B6, B12 und Folsäure** geachtet werden.

Kontraindikationen für die Methioninsubstitution
- schizophrene Psychosen
- schwere Lebererkrankungen
- Hyperhomocysteinämie
- metabolische bzw. renale Azidosen

Histidin

> **Mögliche Ursache tiefer Methioninspiegel** kann ein erhöhter Bedarf (z.B. durch Sport) sein.

2

Das Eiweißprofil von Tina Müller

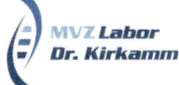
MVZ **Labor**
Dr. Kirkamm

Praxis
Dr. med. Sherko von Schmiedeberg
Hautarzt

Kölner Landstr. 11

40591 Düsseldorf

Laborärztlicher Befundbericht   Endbefund, Seite 1 von 5

Benötigtes Untersuchungsmaterial: Serum gefroren

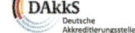
DAkkS
Deutsche
Akkreditierungsstelle
D-ML-13151-01-00

Untersuchung	Ergebnis		Vorwert	Referenzbereich

Mikronährstoffe

Aminosäuren-Screening:

Essentielle Aminosäuren:

Leucin	288 nmol/ml		105 - 201
Isoleucin	177 nmol/ml		54 - 105
Threonin	226 nmol/ml		75 - 225
Valin	467 nmol/ml		190 - 350
Lysin	309 nmol/ml		155 - 275
Methionin	41 nmol/ml		25 - 49
Phenylalanin	87 nmol/ml		46 - 180
Tryptophan	91 nmol/ml		34 - 90
Histidin	94 nmol/ml		79 - 121

Nicht essentielle Aminosäuren:

Glycin	238 nmol/ml		190 - 490
Alanin	523 µmol/ml		260 - 583
Serin	136 nmol/ml		80 - 193
Arginin	109 nmol/ml		75 - 140
Cystein	53 nmol/ml		17 - 49
Tyrosin	121 nmol/ml		51 - 112
Prolin	399 nmol/ml		90 - 342
Glutaminsäure	48 nmol/ml		13 - 91
Glutamin	416 nmol/ml		500 - 758
Asparaginsäure	8 nmol/ml		5 - 21
Asparagin	90 nmol/ml		39 - 79

MVZ Labor Dr. Kirkamm GmbH
T. + 49 (0) 6131 - 7205-150   F. + 49 (0) 6131 - 7205-100

Hans-Böckler-Straße 109-111   55128 Mainz
info@ganzimmun.de   www.ganzimmun.de

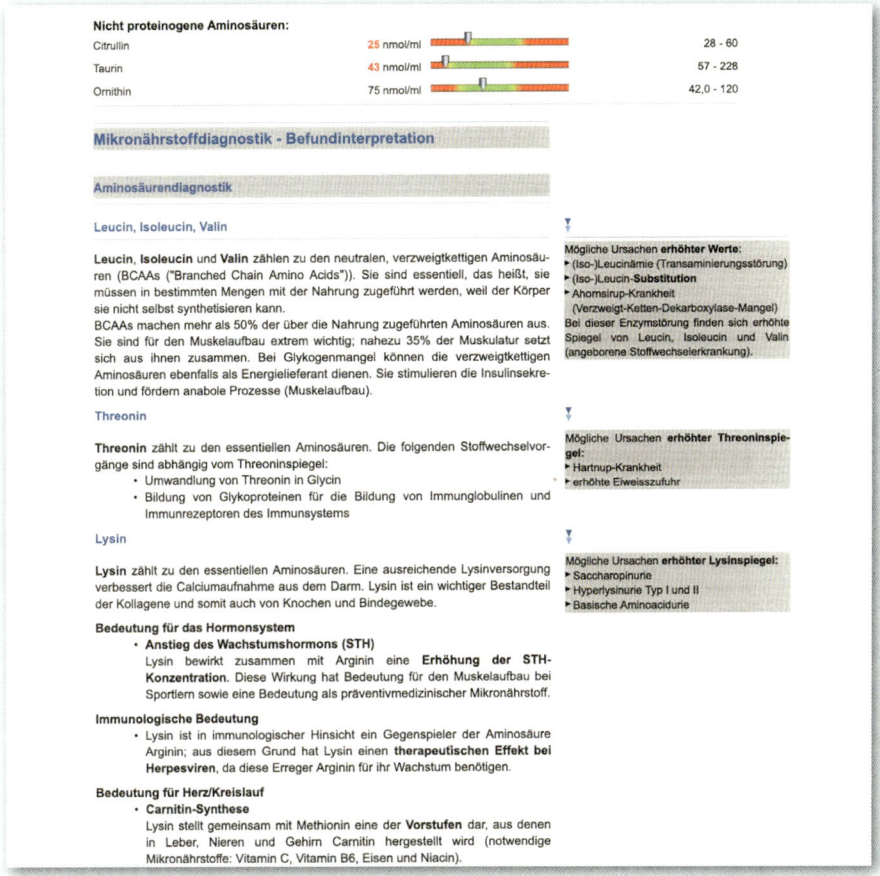

Nicht proteinogene Aminosäuren:

Citrullin	25 nmol/ml		28 - 60
Taurin	43 nmol/ml		57 - 228
Ornithin	75 nmol/ml		42,0 - 120

Mikronährstoffdiagnostik - Befundinterpretation

Aminosäurendiagnostik

Leucin, Isoleucin, Valin

Leucin, **Isoleucin** und **Valin** zählen zu den neutralen, verzweigtkettigen Aminosäuren (BCAAs ("Branched Chain Amino Acids")). Sie sind essentiell, das heißt, sie müssen in bestimmten Mengen mit der Nahrung zugeführt werden, weil der Körper sie nicht selbst synthetisieren kann.

BCAAs machen mehr als 50% der über die Nahrung zugeführten Aminosäuren aus. Sie sind für den Muskelaufbau extrem wichtig; nahezu 35% der Muskulatur setzt sich aus ihnen zusammen. Bei Glykogenmangel können die verzweigtkettigen Aminosäuren ebenfalls als Energielieferant dienen. Sie stimulieren die Insulinsekretion und fördern anabole Prozesse (Muskelaufbau).

Mögliche Ursachen **erhöhter Werte:**
► (Iso-)Leucinämie (Transaminierungsstörung)
► (Iso-)Leucin-**Substitution**
► Ahornsirup-Krankheit (Verzweigt-Ketten-Dekarboxylase-Mangel)
Bei dieser Enzymstörung finden sich erhöhte Spiegel von Leucin, Isoleucin und Valin (angeborene Stoffwechselerkrankung).

Threonin

Threonin zählt zu den essentiellen Aminosäuren. Die folgenden Stoffwechselvorgänge sind abhängig vom Threoninspiegel:
- Umwandlung von Threonin in Glycin
- Bildung von Glykoproteinen für die Bildung von Immunglobulinen und Immunrezeptoren des Immunsystems

Mögliche Ursachen **erhöhter Threoninspiegel:**
► Hartnup-Krankheit
► erhöhte Eiweisszufuhr

Lysin

Lysin zählt zu den essentiellen Aminosäuren. Eine ausreichende Lysinversorgung verbessert die Calciumaufnahme aus dem Darm. Lysin ist ein wichtiger Bestandteil der Kollagene und somit auch von Knochen und Bindegewebe.

Mögliche Ursachen **erhöhter Lysinspiegel:**
► Saccharopinurie
► Hyperlysinurie Typ I und II
► Basische Aminoacidurie

Bedeutung für das Hormonsystem
- **Anstieg des Wachstumshormons (STH)**
  Lysin bewirkt zusammen mit Arginin eine **Erhöhung der STH-Konzentration**. Diese Wirkung hat Bedeutung für den Muskelaufbau bei Sportlern sowie eine Bedeutung als präventivmedizinischer Mikronährstoff.

Immunologische Bedeutung
- Lysin ist in immunologischer Hinsicht ein Gegenspieler der Aminosäure Arginin; aus diesem Grund hat Lysin einen **therapeutischen Effekt bei Herpesviren**, da diese Erreger Arginin für ihr Wachstum benötigen.

Bedeutung für Herz/Kreislauf
- **Carnitin-Synthese**
  Lysin stellt gemeinsam mit Methionin eine der **Vorstufen** dar, aus denen in Leber, Nieren und Gehirn Carnitin hergestellt wird (notwendige Mikronährstoffe: Vitamin C, Vitamin B6, Eisen und Niacin).

Wie Sie Ihren Eiweißhaushalt aufstocken können

Ein Gesamteiweißwert im Blut von 8 Gramm pro Deziliter ist ideal. Ein Wert von 6 Gramm pro Deziliter ist verbesserungswürdig. Daher empfehlen wir Ihnen, zusätzlich zu einer eiweißreichen Nahrung täglich auch noch einen Eiweiß-Shake zu trinken. Durch die hochwertigen Aminosäuren können Sie eine Wertigkeit von bis zu 140 erreichen. Mit 200 Milliliter Eiweiß-Shake nehmen Sie 25 Gramm hochwertiges Eiweiß zu sich.

Das höchstwertige Eiweiß ist das Molkeprotein, das im Vergleich zum Milcheiweiß 68 Prozent mehr Aminosäuren in die Muskeln einbaut. Achten Sie auf den Zusatz CFM (Cross-Flow-Microfiltration, eine spezielle Ultrafiltration durch einen Keramikfilter), denn dieses Molkeprotein wird am schnellsten vom Darm absorbiert und ist besser löslich als Milcheiweiß.

Reines Molke-Isolat ist als Rohstoff das Optimum. Es enthält den höchsten Eiweißanteil und fast keinen Milchzucker. Pro 100 Gramm Pulver sind bis zu 85 Prozent Eiweiß enthalten. Achten Sie beim Lesen des Etiketts mit den Inhaltsstoff-Angaben auf Molke-Isolat.

Vor dem Schlafengehen können Sie die nächtliche Zellerneuerung durch Milcheiweiß anregen. Milcheiweiß (Casein) unterstützt den Muskelaufbau bis zu fünf Stunden lang. So werden die Aminosäurenspeicher durch die nachts ablaufenden Reparaturprozesse des Körpers nicht angegriffen.

Nutzen Sie das schnelle Molkeprotein vor und nach dem Krafttraining und das langsame Milcheiweiß nachts zum Schutz Ihrer Muskeln.

Darüber hinaus bietet der Handel Eiweißpulver mit „freien Aminosäuren" an, das bedeutet: Hier liegen die Proteine als Hydrolysat vor, sind also sozusagen bereits vorverdaut. Sie haben den Vorteil, dass sie noch schneller ins Blut gelangen, sind jedoch geschmacklich weniger angenehm (eher bitter, wir mögen sie gar nicht).

Außerdem gibt es biologisches Soja-Eiweiß-Konzentrat (nicht Isolat), da nur im Konzentrat die wertvollen Phytoöstrogene Daidzein und Genistein enthalten sind. Es ist das Mittel der Wahl für Vegetarier und Frauen (hauptsächlich für Frauen in den Wechseljahren).

Männern würden wir eher das Soja-Isolat empfehlen (aus ökolgischem Anbau!). Allerdings ist die Wertigkeit des Isolats niedriger, und wichtige Aminosäuren wie Cystein und Tryptophan sind nur in geringerer Menge enthalten.

Eine nicht hochprozessierte Alternative zum Soja-Eiweiß ist das reine Reisprotein. Es wird aus gekeimtem braunem Reis gewonnen. Da dieser bei sehr niedrigen Temperaturen (42 Grad Celsius) fermentiert wird, hat man ein natürliches, nicht industriell verarbeitetes Produkt. Die im Reis vorhandenen Kohlenhydrate werden durch Zugabe natürlicher pflanzlicher Enzyme abgebaut. Das Reisprotein enthält alle neun essenziellen Aminosäuren. In der Version mit neutralem Geschmack finden wir es überhaupt nicht lecker, aber es ist auch mit Stevia gesüßt zu haben, bzw. Sie können es selbst nach Belieben mit Stevia süßen.

MERKE

→ Unser Körper braucht Eiweiß zum Muskelaufbau (50 Prozent des Muskelaufbaus sind Krafttraining, die anderen 50 Prozent Eiweißverwertung).

→ Proteine halten den Insulinspiegel niedrig, schützen Sie so vor Heißhungerattacken und stabilisieren dadurch Ihr Gewicht.

→ Eiweiß aus Fleisch/Fisch und aus Milchprodukten/Eiern sind hochwertig und gesund.

→ Proteine aus der Kombination pflanzlicher und tierischer Lebensmittel sind optimal.

→ Ergänzen Sie Ihren Eiweißhaushalt mit hochwertigen Eiweiß-Shakes.

FETTREICH – DAS HÄTTEN SIE NICHT GEDACHT ...

Jahrzehntelang hat man uns in den Ohren gelegen, wir sollten bei Diäten den Fettanteil unserer Nahrung drastisch herunterfahren und dafür den Anteil der angeblich gesunden komplexen Kohlenhydrate heraufsetzen. Die Werbung hat uns eingeredet, Fett mache „fett". Diese Propaganda hatte (und hat immer noch!) einen riesigen Einfluss auf unseren Umgang mit Fett und den Fettanteil in unserer Ernährung.

Die Rechnung war einfach: Fette haben pro Gramm 9 Kilokalorien. Eiweiße und Kohlenhydrate schlagen nur mit der Hälfte der Kalorien zu Buche. Also galt: Was weniger Kalorien hat, sollte auch auf den Teller und so angeblich „automatisch" schlank und gesund machen!

Die Werbung hielt die Menschen dazu an, nicht nur den Fettgehalt in ihrer Nahrung auf ein Minimum zu reduzieren, sondern hämmerte den Verbrauchern (auch uns!) in die Köpfe: Gesättigte Fette sind schlecht, einfach und mehrfach ungesättigte Fettsäuren (pflanzliche Öle, Margarine etc.) sind gut und gesund. So war Ihr Kühlschrank sicherlich auch voll mit Lightprodukten und 0,1-Prozent-Fett-Joghurt, mit „cholesterinsenkender Margarine" und „herzgesundem Pflanzenöl". Und ist er es vielleicht immer noch?

Gesundheitlich betrachtet ging damit der Schuss nach hinten los! Und zwar aus zwei Gründen:

Zum einen verlangt der Körper bei dieser Ernährungsweise nach mehr Kohlenhydraten (Nudeln, Reis, Kartoffeln, Brot …) – zum Ausgleich für den geringeren Fettanteil in der Nahrung. Dadurch wurden wir zu noch größeren „Kohlenhydratfressern" mit all den Nachteilen, die Sie inzwischen kennen.

Zum anderen haben wir falsch „gelernt", welche Fette/Öle die richtigen sind.

DIE WAHRHEIT ÜBER FETTE

Wir benötigen sowohl gesättigte als auch ungesättigte Fettsäuren, wobei die gesättigten Fettsäuren für den Körper so wichtig sind, dass er sie sogar selbst herstellen kann und sie den größten Anteil am Gesamtkörperfett haben.

Aber auch die mehrfach ungesättigten Fettsäuren sind wichtig, da sie essenziell sind, also nicht in Eigenregie vom Körper produziert werden können. Aber hiervon benötigt der Körper nur wenig, nämlich bloß rund 1 bis 2 Gramm mehrfach ungesättigte Fettsäuren pro Tag.

Die gesättigten Fette sind sehr stabil und wenig reaktionsfreudig, wenn sie mit Sauerstoff, Hitze und UV-Licht in Berührung kommen. Das heißt, sie oxidieren nicht und werden deshalb nicht so schnell ranzig. Ranzige Fette bilden im Körper freie Radikale, die unsere Zellen schädigen. Und die wollen wir nun wirklich nicht haben! Im Gegensatz dazu stehen die mehrfach ungesättigten Fette, die sehr instabil und damit sehr reaktionsfreudig sind.

Die gute Nachricht: Die richtigen Fette machen nicht dick, und Sie können aufhören, sich mit Low-Fat- und Lightprodukten zu quälen! Denn Fette können im Körper zu sogenannten Ketonkörpern verstoffwechselt und Überschüsse mit dem Urin ausgeschieden werden. Dies ist ein Grund, weshalb man mit den richtigen Fetten und der richtigen Menge an Fetten NICHT fett wird. Das müssen Sie jetzt neu lernen.

Es ist eigentlich ganz einfach:
Alle natürlichen Fette sind gesund. Und wir brauchen Fette. Sie werden beispielsweise dringend benötigt, um Vitamine aus der Nahrung über den Darm aufzunehmen (wie die fettlöslichen Vitamine E, A, D und K). Ohne Fette kann z. B. Kalzium nur schlecht resorbiert werden, d. h. Sie können einer Low-Fat-Ernährung noch so viel Kalzium zusetzen, es wird deutlich schlechter resorbiert. Fette verlangsamen die Passage der Nahrung durch den Magen – somit können die Magensäure und die Verdauungsenzyme beispielsweise Mineralstoffe besser aus der Nahrung herauslösen, um sie dann dem Körper zur Verfügung zu stellen. Und Sie bleiben länger satt.

Doch können Fette auch zu schlechten, gesundheitsschädlichen Substanzen werden, und das geschieht, sobald sie industriell raffiniert oder chemisch bearbeitet werden.

Diese Fette, sogenannte Transfette, müssen Sie unbedingt meiden, denn Transfette sind Killerfette! Transfettsäuren sind ungesättigte Fettsäuren, die durch die Härtung von Pflanzenölen entstehen. Der Konsum von Transfetten erhöht das schlechte LDL-Cholesterin im Blut und lässt den Blutzuckerspiegel ansteigen. Transfette bilden sich, wenn Öle erhitzt werden. Sie stecken in Margarine, raffinierten Ölen (ja, genau, auch in Ihrem vermeintlich gesunden Raps-und Sonnenblumenöl!), in Frittiertem, in Chips und Fertigprodukten.

Interessanterweise wurde in New York bereits 2008 per Gesetz Restaurants die Verwendung von Transfetten verboten. Es dürfen auch keine Lebensmittel mit gehärteten Ölen mehr verwendet werden. In Deutschland gibt es zwar Bestrebungen, den Anteil von Transfetten in Lebensmitteln zu verringern, aber von einem Transfette-Verbot ist keine Rede! Um Transfette zu meiden oder sie in Lebensmitteln aufzuspüren, empfehlen wir:
Studieren Sie bei Fertigprodukten die Angaben der Inhaltsstoffe. Transfette werden als „gehärtete Pflanzenöle" oder als „pflanzliche Öle z. T. gehärtet" ausgewiesen. Man kann Transfette sogar im Blut feststellen.

Um Ihnen das Thema noch besser zu veranschaulichen, hier eine kleine Abhandlung über das gesunde mehrfach ungesättigte Öl. Viele Öle geben vor, sehr gute Vitamin-E-Quellen zu sein, weil sie eine Extraportion dieses Vitamins enthalten. Diese ist aber leider nicht dazu geeignet, um sie noch besser mit Vitamin E zu versorgen, sondern ausschließlich dazu, um das Öl bei der Verstoffwechselung im Körper vor Oxidation zu schützen. Im Klartext: Der Verzehr des Öls geht Hand in Hand mit dem Verbrauch von Vitamin E. Noch schlimmer: Durch den Konsum hochungesättigter Öle kann Ihre Vitamin-E-Bilanz sogar „in die Miesen" geraten! Sie müssten also eigentlich zusätzlich noch eine Kapsel Vitamin E einnehmen, um Ihr Öl (das Ihnen ja eigentlich als optimale Vitamin-E-Quelle hätte dienen sollen!) zu verstoffwechseln, ohne in eine Vitamin-E-Unterversorgung abzurutschen.[5] Paradox – aber leider wahr!

Wenn Sie (wie wir in der Vergangenheit auch) zu den Menschen gehören, die ordentliche Mengen verschiedenster Öle zum Braten und Kochen verwendet haben, dann sollten Sie die nachfolgende Anleitung zum sinnvollen Einsatz von Ölen/Fetten sehr aufmerksam durchlesen!

Der richtige Umgang mit Fetten und Ölen[6]

- Hochungesättigte Öle (dazu zählen Olivenöl, Rapsöl, Sonnenblumenöl, Distelöl, Walnussöl etc.) bitte innerhalb von zwei Wochen aufbrauchen, sonst sind sie oxidiert.

- Die Gewohnheit, mit ungesättigten Ölen zu braten, sollte von nun an der Vergangenheit angehören.
- Öle sollten Sie ausschließlich in dunklen Glasflaschen und frisch kaufen.
- Angebrochene Ölflaschen müssen im Kühlschrank aufbewahrt werden.
- Jedes Öl, das ranzig schmeckt, sollte sofort entsorgt werden.

Schauen sie sich die folgende Tabelle an. Hier sind die Anteile der Fettsäuren in verschiedensten Ölarten dargstellt.

WISSENSWERTES

ANTEILE DER FETTSÄUREN IN DEN ÖLARTEN (IN PROZENT)

Öl	Gesättigt	Einfach ungesättigt	Mehrfach ungesättigt
Margarine	15	25	10
Butter	61	24	6
Kokosöl	88	5	2
Palmöl	50	34	11
Sojaöl	17	42	38
Erdnussöl	17	50	33
Maiskeimöl	14	25	58
Olivenöl	14	73	9
Sonnen-blumenöl	10	19	68
Distelöl	9	13	72

Aus dieser Liste möchten wir Ihnen das erstaunlicherweise relativ unbekannte *Kokosöl* besonders ans Herz legen. Es ist unser absoluter Favorit, denn: Es ist zu 88 Prozent gesättigt, wenig reaktiv (keine Oxidation, keine Bildung freier Radikale), es ist sehr hitzebeständig, es bilden sich auch bei hohen Temperaturen (bis 180 Grad Celsius) keine Transfette – es ist also ideal zum Braten und Kochen. Es hält sich – ungekühlt, ohne Zusatzstoffe – zwei Jahre, ohne ranzig zu werden. Es ist reich an Laurinsäure, die wiederum sehr gute antibakterielle und antivirale Eigenschaften besitzt (ein Esslöffel extra, wenn Sie einen Infekt haben!). Es ist reich an Caprinsäure, die eine pilzhemmende Wirkung hat. Der Verzehr von Kokosöl[7] hat in Studien bei Alzheimer-Patienten eine Besserung der kognitiven Funktionen gezeigt[8]. Und es schmeckt extrem lecker!

Sie sollten beim Kauf aber unbedingt darauf achten, dass es sich um ein reines, natives Bio-Kokosöl handelt, man bezeichnet es auch als „Virgin Coconut Oil" (VCO). Zum Beispiel Rapunzel Bio Natives Kokosöl (siehe Produktliste auf Seite 163f.). Bitte verzichten Sie auf „Kokosöl milde Art", denn dieses Kokosöl ist industriell verarbeitet worden.

Zusätzlich zu dem Kokosöl möchten wir Ihnen auch das rote Palmöl vorstellen. Es ist ebenso hitzestabil und ebenfalls ungekühlt haltbar. Es enthält Tocotrienole sowie Tocopherole, mit dem gesamten Komplex des Vitamin E. Dazu kommen Karotinoide, Sterole und Squalene. Es ist ein toller antioxidativer Zellschutz, man kann das Palmöl sogar als Ersatz für die Vitamin-E-Kapsel nehmen. Allerdings hat es einen kleinen Nachteil: Pur schmeckt es sehr eigenwillig. Deshalb verwenden wir es hauptsächlich zum Kochen – zusammen mit dem Kokosöl.[9]

Wir möchten aber auch noch (in Anlehnung an die Tabelle mit den Fettsäureanteilen) das allseits beliebte *Olivenöl* erwähnen, das wir selbst natürlich auch immer gerne verwendet haben. Und wir verwenden es nach wie vor! Schon klar – nicht mehr zum Braten und Kochen, nur aus dunklen Flaschen, die nach Anbruch direkt in den Kühlschrank wandern. (Das Olivenöl kann dort hart werden, ist aber bei Zimmertemperatur schnell wieder gebrauchsfähig.)

Wir kaufen nur noch kleine Flaschen, und nach spätestens zwei Wochen entsorgen wir die Reste. Denn das Olivenöl ist eine Ausnahmeerscheinung unter den Ölen (siehe obige Tabelle). Es enthält zwar nur wenig Vitamin E, dafür jedoch über 70 Prozent *einfach ungesättigte Fettsäuren*. Diese liegen hinsichtlich ihrer Oxidationsfreudigkeit deutlich hinter den mehrfach ungesättigten Fetten. Das heißt im Klartext: Sie rutschen mit dem Olivenöl trotz seines geringeren Vitamin-E-Gehalts nicht in eine negative Vitamin-E-Bilanz, weil zur Verstoffwechselung der *einfach ungesättigten* (im Vergleich zu den *mehrfach ungesättigten Fettsäuren*) weniger Vitamin E verbraucht wird.

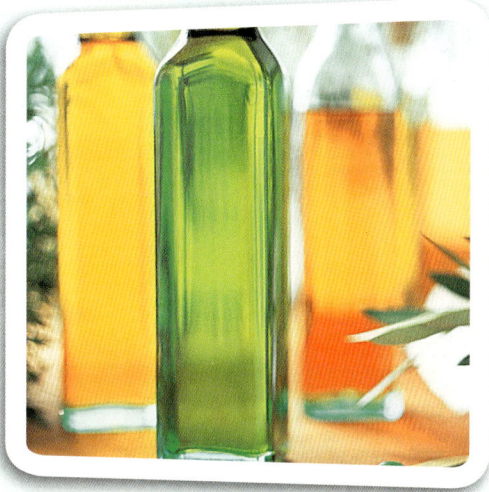

Wenn Olivenöl, dann empfehlen wir den Olivenöl-Fans das hochwertige Olivenöl nach der „Methode Veronelli". Hierbei werden die Oliven besonders schonend kalt gepresst (d. h. beim Pressen der Oliven kommt es nicht zu höheren Temperaturen als 42 Grad Celsius). Ansonsten muss man davon ausgehen, dass auch beim sogenannten kalt gepressten Olivenöl durch das mechanische Pressen infolge der Reibeeffekte Temperaturen von bis zu 270 Grad Celsius entstehen – also von wegen „kaltgepresst"!

Wie Sie jetzt – vermutlich – neu gelernt haben, sollten die Fette in unserer Ernährung einen Anteil an natürlichen gesättigten Fettsäuren haben. Übrigens sagen inzwischen auch viele Experten, dass es falsch war, die gesättigten Fette zu verteufeln bzw. die Low-Fat-Ernährung so sehr in den Himmel zu heben.

Eine Studie, die im *American Journal of Clinical Nutrition* veröffentlicht wurde, beinhaltet eine Meta-Analyse, worin geklärt werden sollte, ob die Ernährung mit gesättigten Fettsäuren im Zusammenhang mit einem erhöhten Schlaganfallrisiko, Erkrankungen der Herzkranzgefäße (Koronararterien) und Herz-Kreislauf-Erkrankungen steht. Es wurde dort eindeutig festgestellt, dass „gesättigte Fette nicht mit einem erhöhten Risiko für Erkrankungen der Herzkranzgefäße, Schlaganfall oder Herz-Kreislauf-Erkrankungen einhergehen"[10].

Im Zusammenhang mit den Fetten ist ja auch immer wieder von einem zu hohen Cholesterinspiegel die Rede. Oder gerne auch vom „Verstopfen der Adern", von gesättigten Fettsäuren und ihrer „gefäßverkalkenden" Nebenwirkung. Hierzu gibt es auch inzwischen viele Studien von renommierten Wissenschaftlern in ebenso renommierten Journalen, die dies widerlegen.[11] Interessanterweise belegen Untersuchungen, dass insbesondere das industrielle Fett plus Kohlenhydrate die gefährliche Kombination ist.

Eine einfache Faustregel, die Sie sich merken sollten:
Industrielles Fett + Kohlenhydrate = Gefährliche Kombination

Die Geschichte vom „bösen" Cholesterin

Im Folgenden möchten wir Ihnen kurz einen Überblick über das Cholesterin und seine Bedeutung geben, weil wir auch hier – genau wie bei den Fetten – mit einem Mythos aufräumen wollen.
Es gibt viele verschiedene Transporteiweiße, die das Cholesterin im Blut transportieren. Die bekanntesten sind das HDL (High Density Lipoprotein, das „gute" Cholesterin, das möglichst hoch sein sollte) und das LDL (Low Density Lipoprotein, das „schlechte" Cholesterin, dessen Wert möglichst niedrig sein sollte). Der Gesamtcholesterinspiegel sagt hingegen nicht viel aus.

Sehen wir uns ein Beispiel aus der Praxis an:
Ein Patient hat einen LDL-Wert von 120 Milligramm pro Deziliter und sein HDL-Wert ist 95 Milligramm pro Deziliter (Topwert, sollte wenigstens über 40 liegen), das ergibt ein Gesamt-Cholesterin von über 200 (sollte kleiner sein als 190). Hier würde jetzt jeder (leider auch oft der Arzt) denken: Der Choleste-

rinwert ist zu hoch. **Aber** die Zusammensetzung aus hohem HDL und normalem LDL ist sehr vorteilhaft. Denn das HDL hat einen Schutzmechanismus in
Bezug auf Arteriosklerose und Herz-Kreislauf-Erkrankungen.

**Ziel sollte es sein, mithilfe der Ernährung das gute HDL-Cholesterin nach
oben zu regulieren. Und jetzt sagen wir Ihnen, wie das funktioniert:**
Essen Sie ausreichend gute gesättigte Fettsäuren bzw. Kokosöl und natürlich
wenig Kohlenhydrate. Die gesättigten Fettsäuren sind hochkonzentriert in In-
nereien und in Kokosöl. Heute geht man davon aus, dass die gefürchtete „Ar-
terienverkalkung" durch Entzündungsprozesse in den Arterien entsteht und
sich das Cholesterin erst danach in den Adern ablagert.

Hier ein zweites Beispiel aus unserer Praxis:
Ein 75-jähriger Patient, dem der Hausarzt aufgrund seines erhöhten Choleste-
rinwerts seit Jahren Fettsenker (Statine) verschrieben hatte, kam mit Ekzemen
und Mattigkeit zu uns in die Praxis.
Bei einer Blutanalyse stellten wir fest, dass die künstlichen Cholesterinsen-
ker das schlechte LDL zwar deutlich abgesenkt hatten, das gute HDL jedoch
ebenfalls auf ein Minimum reduziert war.

MERKE

Ohne Cholesterin kann man nicht leben! Denn viele lebens-
wichtige Funktionen hängen vom Cholesterin ab: die Bildung
männlicher und weiblicher Steroidhormone, die Bildung
von Gallensäuren und Mitochondrien sowie die Bildung von
Vitamin D.

Wir haben bei unserem Patienten die Statine unter regelmäßiger Blutanalyse abgesetzt, ihm einen Esslöffel Kokosnussöl täglich verordnet und Ome-

ga-3-Kapseln (zweimal täglich 1000 Milligramm) zugefügt. Schon nach vier Wochen hatte sich sein LDL-Spiegel normalisiert, und es zeigte sich auch ein langsam wieder ansteigender HDL-Wert. Nach drei Monaten war der LDL-Spiegel weiterhin normal, der HDL-Spiegel lag um das Dreifache höher, und der Patient fühlte sich wieder fit und leistungsfähig. Und das ganz ohne Cholesterinsenker-Tabletten. Fairerweise müssen wir allerdings dazusagen, dass wir dem Patienten auch angeraten haben, seine Kohlenhydratzufuhr deutlich zu reduzieren und seine Nahrung – zusätzlich zu den Omega-3-Kapseln und dem Kokosnussöl – durch die Antioxidantien Vitamin E und Q10 zu ergänzen.

WISSENSWERTES

DAS WICHTIGSTE ZUM THEMA „FETTE" AUF EINEN BLICK:

- Alle natürlichen Fette sind gesund!
- Alle industriell verarbeiteten Fette können ungesund sein, egal ob gesättigt oder mehrfach ungesättigt!
- Kohlenhydrate in Kombination mit industriellen Fetten: Fatale Folgen für Ihre Gesundheit!
- Gesättigtes Fett kann nicht oxidieren, folglich können sich keine schädlichen freien Radikale im Körper bilden.
- Ungesättigtes Fett reagiert sehr schnell mit Sauerstoff – es oxidiert also sehr schnell und wird sehr schnell ranzig.
- Vergessen Sie Low Fat, Sie brauchen Fett!
- Essen Sie Eier, denn Sie benötigen sie zur Erhöhung des guten HDL-Cholesterins und zur Reduzierung des schlechten LDL-Cholesterins.
- Sie brauchen vor allem gesättigte Fettsäuren und nur wenig ungesättigte.
- Es besteht null Komma null Gesundheitsrisiko durch gesättigte Fettsäuren, auch wenn Sie häufig das Gegenteil lesen.
- Verwenden Sie zum Kochen und Braten natives Kokosöl und in der kalten Küche Olivenöl.

Wichtig: Sie sollten ein solches Vorgehen immer nur unter ärztlicher Aufsicht unternehmen, denn jeder Körper reagiert anders!

Zusätzlich empfehlen wir Omega-3-Fettsäuren, denn diese hemmen nachweislich Entzündungsprozesse im Körper und erhöhen das gute schützende HDL-Cholesterin. (Aufgrund ihrer Bedeutung werden die Omega-3-Fettsäuren im Kapitel „Omega-3" eingehender behandelt.)

Vor Oxidation geschützte mehrfach ungesättigte Fettsäuren in Form von Omega-3-Kapseln können Sie ein- bis zweimal täglich zu sich nehmen.

BALLASTSTOFFE – SO VIEL SIE WOLLEN!

Der Definition nach sind Ballaststoffe unlösliche und lösliche Nahrungsbestandteile überwiegend pflanzlicher Herkunft. Es handelt sich dabei um langkettige Kohlenhydrate. Natürlich werden Sie jetzt sagen: „Aha, also doch Kohlenhydrate!" Aber diese Kohlenhydrate werden nicht enzymatisch gespalten und erreichen den Dickdarm, den Schlussabschnitt unseres Verdauungssystems, nahezu unverändert. Außerdem lassen langkettige Kohlenhydrate den Insulinspiegel nur wenig ansteigen. Dadurch, dass Ballaststoffe unverändert ausgeschieden werden, haben sie einen sehr guten Einfluss auf unsere Verdauung und das gesamte Darmsystem.

Die Deutsche Gesellschaft für Ernährung empfiehlt eine Ballaststoffmenge von 30 Gramm täglich. Die Empfehlungen für Diabetiker liegen bei >40 Gramm Ballaststoffanteil täglich. Das heißt, es gilt ein Referenzwert von 20 Gramm pro 1000 kcal (Kilokalorien). Für Frauen liegt der Referenzwert bei 16 Gramm Ballaststoffanteil pro 1000 kcal, bei Männern sind es 12,5 g pro 1000 kcal. Referenzwert für Kinder bei 10 Gramm Ballaststoffe pro 1000 kcal.

Ergebnisse der Nationalen Verzehrsstudie II[12] zeigen aber, dass 75 Prozent der Frauen und 68 Prozent der Männer mit 25 Gramm bzw. 23 Gramm Ballaststoffen pro Tag unter dem Richtwert von 30 Gramm Ballaststoffanteil täglich bleiben. Bei den heranwachsenden Kindern und Jugendlichen liegen 50 Prozent unter dem Referenzwert.[13]

Die folgende Tabelle gibt Ihnen einen Überblick der löslichen und unlöslichen Ballaststoffe und ihrer unterschiedlichen Wirkungsweisen im Darm.

Lösliche Ballaststoffe	Unlösliche Ballaststoffe
Pektin (Äpfel, Aprikosen), Guarkernmehl, Johannisbrotkernmehl, Algen Affenbrotbaumfrucht-Pulver (Baobab) enthält 44 Prozent Ballaststoffe – davon 50 Prozent lösliche und 50 Prozent unlösliche Ballaststoffe Dazu gehören: Obst, Gemüse, Beeren Wirkung im Darm: Erhöhtes Sättigungsgefühl und verlangsamte Magenpassage, Abbau durch Darmbakterien zu kurzkettigen Fettsäuren; Verhinderung der Rückresorption (Wiederaufnahme eines im Körper bereits ausgeschiedenen Stoffs durch Zellen oder Gewebe) von Gallensäuren und Bindung von Cholesterinen (Cholesterinsenkung!)	Zellulose Affenbrotbaumfrucht-Pulver (Baobab) enthält 44 Prozent Ballaststoffe – davon 50 Prozent lösliche und 50 Prozent unlösliche Ballaststoffe Dazu gehören: Roggenvollkorn, Karotten, Rüben, Kohl, Hülsenfrüchte, Leinsamen (Flachssamen) Wirkung im Darm: Wasserbindung im Darm, dadurch Quellung und Volumenvermehrung, Konsistenzänderung, stärkere Darmperistaltik, folglich verkürzte Darmtransportzeit

Die Ballaststoffe zeigen in Studien (z. B. World Cancer Research Fund WCRF)[14] eine eindeutige krebsschützende Eigenschaft in Bezug auf kolorektale Karzinome und Magenkarzinome. Sie senken den Cholesterinspiegel, verbessern Diabetes Typ II und wirken sich positiv auf das Körpergewicht aus.

Unsere Empfehlung ist der Ballaststoff Leinsamen, er ist unkompliziert in den Alltag einzubauen. Nachfolgend finden Sie noch zusätzliche Informationen.

WISSENSWERTES

LEINSAMEN

Ist ein sehr gut täglich einsetzbarer unlöslicher Ballaststoff. Er enthält Omega-3-Fettsäuren, fördert die Verdauung, hat wenig Kohlenhydrate (2 Gramm pro 100 Gramm) und den mit Abstand höchsten Anteil an Lignanen.

Lignane sind sekundäre Pflanzenstoffe in der Schale von Samen, Ölsamen und Hülsenfrüchten, auch bei Obst und Gemüsen. Sie besitzen eine hormonähnliche Wirkung („Phytohormone"). Diese Wirkung der Lignane kann pro-hormonell bzw. anti-hormonell sein, das bedeutet, sie können regulativ auf den Östrogenspiegel wirken. Einige Studien belegen eine Senkung des Brustkrebsrisikos vor den Wechseljahren. Auch zeigt sich, dass die hormonähnliche Wirkung von Leinsamen bei Osteoporose in den Wechseljahren (durch das absinkende Östrogen wird die Kalziumaufnahme in die Knochen verhindert) den Knochenabbau verlangsamt.

Der beste Leinsamen ist ungemahlen und in Bio-Qualität aus dem Reformhaus, es gibt ihn frisch abgefüllt.

In unserer Praxis geben wir allen Patienten in den Wechseljahren (ja, auch den Herren der Schöpfung!) die Empfehlung, Leinsamen kurz vor dem Verzehr in der elektrischen Kaffeemühle zu zermahlen und dann in ihren Frühstücksquark einzurühren. Durch den Mahlvorgang wird die Samenschale aufgebrochen und das Lignan freigesetzt. Die Leinsamen sollten aber sofort nach dem Zermahlen verzehrt werden, da die Lignane aufgebrochen nicht so stabil sind. Bitte zu den Ballaststoffen immer tüchtig trinken – mindestens ein bis zwei Gläser Wasser!

Ein weiterer Vorteil der ballaststoffreichen Ernährung sind die Vorbeugung und auch die Behandlung von Hämorriden. Eine Erkrankung, die wir in der Praxis sehr häufig sehen, über die aber ungern gesprochen wird.
Bevor Sie sich vom Arzt operieren lassen, sollten Sie unbedingt ausprobieren, ballaststoffreich zu essen und Beckenbodentraining zu machen. Für das Beckenbodentraining sollten Sie sich unbedingt eine professionelle Physiotherapeutin (oder einen Physiotherapeuten) zu Hilfe holen, die in diesem Bereich geschult ist.

DAS WICHTIGSTE AUF EINEN BLICK

MERKE

→ Nehmen Sie mindestens 30 Gramm Ballaststoffe täglich zu sich.
→ Leinsamen ist ideal.
→ Leinsamen enthält Omega-3-Fettsäuren und Lignane.
→ Die vorbeugende Wirkung von Leinsamen gegenüber kolorektalen Karzinomen (Darmkrebs) ist in Studien bewiesen.
→ Beste Vorbeugung/Behandlung bei Hämorriden.

„FÜR IMMER JUNG"-GETRÄNKE

Dass viel Trinken dem Körper guttut, ist keine Neuigkeit, aber deshalb nicht weniger wahr. Man sollte seinem Körper täglich im Schnitt bis zu zwei Liter Flüssigkeit zuführen. Wenn Sie Sport treiben, kann sich das entsprechend auf drei Liter und mehr erhöhen.

Im Grunde genommen gibt es keine Diskussion darüber, was Sie trinken dürfen: Wasser und ungesüßte Tees. Es gibt darüber hinaus Getränke, die verjüngen können, und Getränke, die Sie schneller altern lassen.

Pro getrunkenem Liter Cola können Sie einen Tag von Ihrer Lebenszeit abziehen, denn Cola hat (neben Limonaden und anderen Softgetränken) den höchsten Anteil an Zucker und Kohlenhydraten.

Trinken Sie hingegen einen Liter grünen Tee, können Sie zu Ihrer Lebenszeit ein paar Tage addieren, denn grüner Tee enthält Polyphenole und eine große Menge an Antioxidantien und null Zucker.

Aber lassen Sie uns das Thema systematisch behandeln:

WAS HAT ES MIT WASSER, GRÜNTEE UND ANDEREN GETRÄNKEN AUF SICH?

Wasser

Wasser, so viel Sie mögen, Sie wissen ja: Wasser ist Leben. Doch auch hier gibt es Unterschiede – vor allem beim Mineralstoffgehalt. Zunächst sollten Sie das richtige Mineralwasser für sich auswählen. Mögen Sie es eher still, medium oder sprudelnd, soll es in einer Glas- oder in eine Plastikflasche abgefüllt sein? (An dieser Stelle könnten wir Ihnen jetzt auch noch einen langen Vortrag über die Weichmacher in Plastikflaschen halten, das sparen wir uns, wollen Sie aber zumindest darauf hinweisen.) Und der Mineralstoffgehalt sollte stimmen. Hier ein kleiner Überblick, was in Ihrem Wasser drin sein sollte:

Magnesium Mg^2+

Verantwortlich für die Weiterleitung der Nervenimpulse zur Muskelzelle; ist an unzähligen Stoffwechselvorgängen beteiligt; der Gehalt an Mg^2+ sollte >50 Milligramm pro Liter sein.

Natrium Na+

Reguliert den Wasserhaushalt sowie den Säure-Basen-Haushalt und verantwortet die Gewebespannung; der Na+-Gehalt sollte eher niedrig sein und deutlich unter 200 Milligramm pro Liter liegen.

Chlorid Cl-

Als Bestandteil des Magensafts an der Verdauung beteiligt, es reguliert gemeinsam mit Natrium den Wasserhaushalt; der Cl-Gehalt sollte zwischen 50 und 100 Milligramm pro Liter liegen.

Calcium Ca^2+

Wichtig für straffe Haut und kräftige Haare. Kalzium kann ohne Vitamin D nicht vom Körper aufgenommen werden! Der Gehalt an Ca^2+ sollte 100 bis 150 Milligramm pro Liter betragen.

Sulfat $SO4^2+$

Beteiligt am Aufbau von Proteinen und dem Knorpelaufbau, auch verantwortlich für Festigkeit von Haare und Haut; der Gehalt an $SO4^2+$ sollte >200 Milligramm pro Liter sein.

Kalium K+

Sorgt für einen geregelten Wasserhaushalt und ist auch für die Übertragung von Nerven und Muskelreizen verantwortlich; der Gehalt an K+ sollte um die 5 bis 10 Milligramm pro Liter liegen.

Tipp: Der Blick auf das Flaschenetikett lohnt sich auf jeden Fall, und teures Wasser ist nicht unbedingt das beste!

Tees

Bei der Vielzahl der erhältlichen Tees beschränken wir uns auf die Grünteesorten, denn sie haben aus unserer Sicht den höchsten Anti-Aging-Faktor. Im Gegensatz zu schwarzem Tee ist der grüne Tee unfermentiert, das heißt: Die wichtigen Polyphenole werden nicht durch den Trocknungsprozess der Teeblätter zerstört.

Polyphenole (Catechine) sind sekundäre Pflanzenstoffe, die als Radikalfänger und Antioxidantien wirken sowie krebsvorbeugende Eigenschaften aufweisen. Dazu zählen Resveratrol, Quercetin und Salvestrol.

Außerdem haben die Catechine eine antivirale und antimikrobielle Wirkung. In Asien gilt der grüne Tee als ausgewiesenes Gesundheitsgetränk.

Den höchsten Gehalt an Polyphenolen haben die japanische Grünteesorten *Gyokuro* und *Sencha-Uchiyama*. Auf der Internetseite www.Gruenertee.de finden Sie die Gyokuro-Tees der einzelnen Hersteller hinsichtlich ihrer Gesundheitswirkung getestet.

Lassen Sie den Tee für eine vollständige Enfaltung der Polyphenole mindestens acht bis zehn Minuten ziehen. Trinken Sie ihn aber innerhalb einer Stunde aus, sonst oxidieren die Polyphenole. Laut einem der populärsten „Tee-Irrtümer" soll eine Ziehzeit von zwei Minuten anregend wirken und eine von fünf Minuten beruhigend. Das konnte durch keine Studie bestätigt werden. Grünen Tee bitte nicht mit kochendem Wasser aufgießen, sondern fünf bis sechs Minuten warten, bis es nur noch 80 Grad Celsius hat, oder einen Wasserkocher mit Temperaturvorwahl kaufen (z. B. Gastroback, Bosch, Philips). Trinken Sie den Tee nur bis 18 Uhr abends, da das im Tee enthaltene Teein ähnlich wirkt wie Koffein. Die Wirkung tritt zwar mit Verzögerung ein, hält dafür aber länger an, und es kann dadurch zu einer Störung des Melatoninstoffwechsels kommen.

Eines noch: Es gehört *weder Milch noch Zucker in den Tee,* denn das verhindert die Aufnahme der Polyphenole. Greifen Sie zu Stevia, wenn Sie es süß haben wollen.

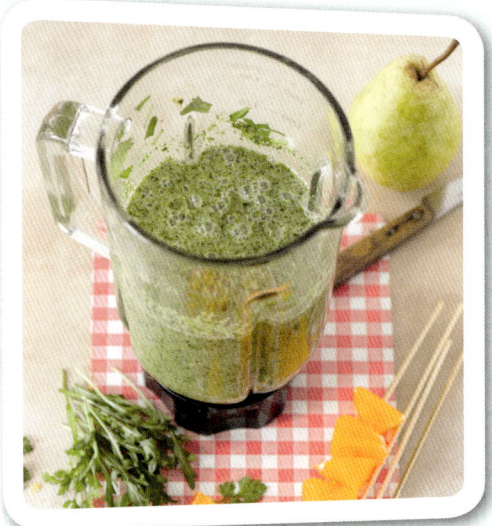

Frucht- und Gemüsesäfte

Lassen Sie die Finger von den industriell produzierten Smoothies, sie enthalten oft Zuckerzusätze und sind nicht frisch, sondern aus Konzentraten zusammengemischt.

Ideal ist es, wenn Sie Ihren Gemüse-Power-Saft selbst herstellen, wie wir es im Rezeptteil zeigen. Achten Sie darauf, dass Sie möglichst viel Gemüse und wenig kohlenhydratreiches Obst verwerten.

Wenn Sie absolut keine Zeit haben, sich Ihren Saft selbst zu mixen, empfehlen wir Ihnen fertige Säfte mit einem hohen Anteil an Antioxidantien wie z.B. den Bio-Aroniasaft von Aronia Original (Reformhaus), Mangostan-/Mangosteen-Saft, Acai-Saft und überhaupt alle dunklen Beerensäfte.

Milch und Milchprodukte

Milch enthält Laktose, weshalb sie nicht jeder Mensch verträgt, und darüber hinaus weist sie einen nicht unbeträchtlichen Anteil an Kohlehydraten auf: 1 Glas Vollmilch (250 Milliliter) hat 12,5 Gramm Kohlenhydrate, 500 Milliliter Vollmilch haben dann schon satte 25 Gramm Kohlenhydrate. Vor dem Hintergrund dieses Wissens weckt der *Latte macchiato* in den hiesigen Kaffeeketten doch tatsächlich weniger Begierde …

Wir würden Ihnen empfehlen, sich einmal an die Eigenherstellung von Kefir zu wagen. Haben wir auch ausprobiert, und er ist wirklich köstlich! Hierzu müssen Sie sich Kefirknollen besorgen (z. B. Bio-Ware aus dem Internet) und nach Anleitung ansetzen. Schon nach zwei Tagen können Sie Ihren ersten frischen, leicht prickelnden Kefir genießen. Da Kefir nur relativ wenig Laktose (2 bis 3 Gramm pro 100 Gramm) enthält, ist er im Allgemeinen sehr gut bekömmlich und besser verträglich.

Als Schmankerl für Sie unsere persönliche Geschichte:

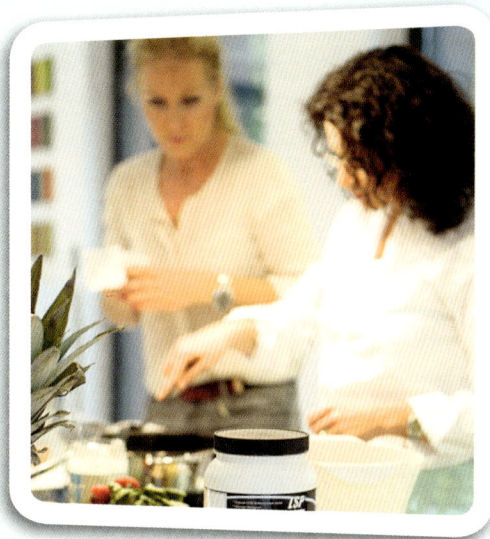

Das Kefir-Monster. Wir hatten uns im Bio-Versand zwei Kefirkulturen bestellt, die per Post in einem Tütchen zu uns kamen. Von diesem Moment an bestand zwischen uns und den Kefirkulturen eine enge Bindung, denn eigentlich hatten wir uns damit Haustiere zugelegt, die täglich gefüttert und gepflegt werden mussten und die sich auch noch rasend schnell vermehrten. Wenn Tina Müller Termine hatte und nicht zu Hause sein konnte, wurde das Glas mit der Kefirkultur bei Susanne von Schmiedeberg vorbeigebracht und umgekehrt. Der Ansatz der Kulturen mit etwas Milch ergab nach zwei Tagen ein frisches, leicht prickelndes, wohlschmeckendes, gesundes Getränk. Die Arbeit lohnt sich also! Und das Gute: Sollte Ihr Kefir mal kaputtgehen, können Sie sich bei der Freundin ein paar Knollen „leihen" und damit Ihre eigene Kultur wieder neu starten.

Wenn Sie keine Kefir-Freundin haben, bekommen sie welchen unter www.Wellness-Drinks.de. Der Kefir, den Sie im Laden im Kühlregal stehen sehen, hat jedoch nichts mit einem selbst angesetzten Bio-Kefir gemeinsam.

Alkohol

Die gute Nachricht: Sie dürfen Alkohol in begrenzten Mengen genießen – leider sind diese Mengen allerdings wirklich sehr gering. So sollten Männer pro Tag nicht mehr als 0,7 Liter Wein und Frauen nicht mehr als 0,3 Liter Wein trinken. Frauen haben weniger alkoholabbauende Enzyme, die Alkoholdehydrogenasen. Häufig ist davon die Rede, der Konsum vor allem von Rotwein sei gesundheitsförderlich, da er Resveratrol enthalte, einen sehr potenten Anti-Aging-Stoff. Das Problem dabei ist jedoch, dass Sie schon eine ganze Kiste

Wein leeren müssten, um die ausreichende Menge Resveratrol aufzunehmen. Besagte Kiste Wein brächte Sie aber auch schnell in die Kiste …

Außerdem greift Alkohol negativ in den Geschlechtshormon-Stoffwechsel ein. Alkohol aktiviert das Enzym Aromatase und bewirkt dadurch eine Überproduktion von Östrogen, des weiblichen Sexualhormons. Ein zu hoher Östrogenspiegel beim Mann kann zu Übergewicht führen (Brustwachstum bei Männern). Aber wenn Sie Wein trinken, dann trinken Sie besser Rotwein, denn er hat den höheren Anteil an Resveratrol.

Alle übrigen Alkoholika wie Schnaps, Wodka, Bier und Mixgetränke sollten Sie meiden. Die landläufige Meinung, wonach Obst- und Kräuterschnäpse oder Digestifs nach einer fetten Mahlzeit den Verdauungsprozess beschleunigen und erleichtern sollen, gehört ins Reich der Sagen. Denn es ist genau das Gegenteil der Fall: Alkohol hemmt die Verdauung.

MERKE

DAS WICHTIGSTE AUF EINEN BLICK

→ Trinken Sie täglich mindestens zwei Liter Flüssigkeit, am besten Wasser.

→ Tee immer ungesüßt (oder nur mit Stevia) trinken und nicht mit Milch, denn Milch hemmt die Freisetzung der Polyphenole aus dem Tee.

→ Trinken Sie fertige Fruchtsäfte nur dann, wenn diese nicht industriell verarbeitet wurden (Zuckerzusätze, evtl. Erhitzen!)

→ Milchprodukte in Maßen sind in Ordnung, aber denken Sie daran, dass Milch Laktose und Kohlenhydrate enthält.

→ Beim Alkohol sollten Sie sich möglichst zurückhalten, wenn Sie dazu greifen, dann belassen Sie es bei einem (!) Glas (möglichst Rotwein, weil dieser mit dem Resveratrol ein Super-Antioxidans enthält).

REZEPTIDEEN FÜR DIE SCHNELLE KÜCHE

DAS FRÜHSTÜCK:

Die alte Volksweisheit „Frühstücken wie ein Kaiser, Mittagessen wie ein König und Abendessen wie ein Bettelmann" ist nur eingeschränkt richtig.

Wichtig ist, dass man schon beim Frühstück so wenig Kohlenhydrate wie möglich verzehrt und dafür den Eiweiß-/Fett-Anteil erhöht.

Als ich meinem Vater beibringen wollte, beim Frühstück auf sein Marmeladebrot zu verzichten, gestaltete sich dieses Unterfangen zunächst schwierig ... Doch Ihnen dürfte es – mit all dem, was Sie jetzt alles bereits über Ernährung und speziell über Kohlenhydrate, Fette und Eiweiße wissen – leichter fallen, bei der konkreten Auswahl Ihrer Frühstücksmahlzeit Kohlenhydraten weiträumig aus dem Weg zu gehen.

Gibt es ein gutes, leckeres Frühstück, das ohne die Klassiker Brot, Marmeladen, Honig, Müsli und sonstige kohlenhydratreiche Lebensmittel auskommt? Auch wir konnten uns am Anfang kaum vorstellen, dass wir das Brot zum Frühstück einmal so leicht und gerne weglassen könnten. Und das allein deshalb, weil wir nach der Umstellung gespürt haben, wie viel mehr Energie wir durch eine kohlenhydratarme Ernährung bekommen und wie viel leichter und fitter wir uns fühlen. Und ganz ehrlich: Wenn wir das nicht am eigenen Körper erlebt hätten, dann hätten wir nur ungern auf unseren morgendlichen Brotkonsum verzichtet.

Was uns immer entgegengehalten wird, ist die weitverbreitete Ansicht, Müsli, Haferflocken oder Vollkornbrot müssten doch ein gutes, ja sogar hochwertiges Frühstück sein. Aber gerade Müsli hat einen enorm hohen Zucker-/Kohlenhydratanteil: 62 Gramm Kohlenhydrate auf 100 Gramm und davon 24 Gramm Zucker. Getoppt wird das noch von Cornflakes mit ihren 79,7 g Kohlenhydrate auf 100 Gramm. Da schießt der Insulinspiegel in den Himmel ...

Aber auch Vollkornbrot hat jede Menge Kohlenhydrate vorzuweisen: 40,7 Gramm auf 100 Gramm. Wenn Sie auf Brot absolut nicht verzichten wollen, dann essen Sie bitte Vollkornbrot mit geringem Weizenanteil, am ehesten Brot aus Urkorn, das genetisch nicht verändert wurde.[15] Oder Sie nehmen einfach unsere Rezeptur für das Eiweiß-Brot. *Und noch ein Tipp:* Wenn überhaupt Brot, dann nur morgens.

WISSENSWERTES

HIER EINE AUSWAHL AN BROTSORTEN MIT ANGABE IHRER KOHLENHYDRAT-ANTEILE BEZOGEN AUF 100 GRAMM:[16]

Brötchen	55,5 g
Roggenbrot	45,8 g
Roggenmischbrot	43,7 g
Weißbrot, Weizenbrot	48,8 g
Weizentoastbrot	47,7 g
Vollkornbrot	40,7 g

Haferflocken haben übrigens 58,7 Gramm Kohlenhydrate, und Dinkelvollkornmehl kommt auf stolze 64 Gramm.

Sie werden bei Ihrer Ernährungsumstellung zunächst bisweilen eine Art „Zuckerentzug" spüren, diese Phase kann zwei bis drei Wochen (vielleicht auch mal länger?!) anhalten. Zucker wirkt wie eine Droge, und die Reduktion macht sich am Anfang bemerkbar, denn der Körper muss sich umstellen und schreit am Anfang nach seiner lieb gewonnenen Gewohnheit und schneller Energiezufuhr. Das Ganze ist jedoch auch eine mentale Frage, denn man ändert seine langjährigen Gewohnheiten schließlich nur ungern. Auch das Gehirn des Menschen ist ein „Gewohnheitstier".

Sie können Ihre Frühstücksgewohnheiten auch schrittweise umstellen und erst nach und nach alle Arten von Brot und süßen Aufstrichen weglassen.

Wir geben Ihnen Rezepte für Brot an die Hand (siehe Seite 75ff.). Bitte machen Sie einen Bogen um industriell hergestellte Joghurts oder Quarkspeisen mit Zuckerzusatz und Früchten.

Wir raten auch von sogenannten Lifestyle-Getränken ab, die Ihnen vollmundig versprechen, Ihre Darmgesundheit und/oder Ihre Immunabwehr zu verbessern – denn darin verstecken sich Unmengen von Zucker.

Die Auswahl an morgendlichen Energielieferanten ist auch ohne Brot und Marmelade groß genug. Powern Sie Ihren Körper mithilfe folgender sehr gut schmeckender Lebensmittel auf ein optimales Niveau, das Sie den ganzen Vormittag halten werden:

Frisches Obst und Gemüse

Entscheidend für die Vitalstoff- und Vitaminversorgung ist die Aufnahme von frischem Obst und Gemüse – möglichst in Bio-Qualität. Das ist Anti-Aging pur, denn dank des „Frische-Faktors" und des Verzichts auf industrielle Zusätze kommen Sie in den Genuss von Antioxidantien und Radikalfängern.

Nehmen Sie das frische Obst und Gemüse als Erstes zu sich, das ist wichtig, denn der Darm braucht für die Verdauung frischer Nahrungsmittel (im Vergleich zu Gekochtem wie beispielsweise Eierspeisen) sehr viel mehr Energie. Beim Verdauungsprozess werden Gase produziert, daher ist es sinnvoll, dem Darm diejenigen Nahrungsmittel, bei denen er die meiste Verdauungsarbeit leisten muss, zuerst zu geben.

Essen Sie also vorab Früchte mit einem geringen Gehalt an Fruktose und Kohlenhydraten, denn auch in Früchten steckt jede Menge Zucker in der Form von Fruchtzucker, und Sie wissen ja:

Zucker und Kohlenhydrate sind der Feind Nummer eins.

Wählen Sie alle Arten von Beeren (Himbeeren, Erdbeeren, Heidelbeeren), diese sind hochantioxidativ und haben einen geringeren Kohlenhydratanteil.

FRÜCHTE UND IHR KOHLENHYDRATANTEIL BEZOGEN AUF 100 GRAMM:[17]

		VORSICHT BEI:	
Äpfel	11,4 g		
Aprikosen	8,5 g	Bananen	20 g
Avocados	0,4 g	Ananas	12,4 g
Brombeeren	6,2 g	Äpfel, getrocknet	55,4 g
Erdbeeren	5,5 g	Aprikosen, getrocknet	47,9 g
Grapefruits	7,4 g	Birnen	12,4 g
Papayas	7,1 g	Datteln, getrocknet:	65,1 g
Heidelbeeren	6,1 g	Feigen, getrocknet	55,1 g
Himbeeren	4,8 g	Kirschen	13,3 g
Holunderbeeren	6,5 g	Mangos	12,5 g
Johannisbeeren rot	4,8 g	Mirabelle	14 g
Sauerkirschen	9,9 g	Pflaumen, getrocknet	47,4 g
Kiwis	9,1 g	Rosinen	68 g
Orangen	8,3 g	Honigmelonen	12,4 g
Pfirsiche	8,9 g	Litschis/Lychees	16,8 g
Wassermelonen	8,3 g		
Zitronen	3,2 g		
Oliven	1,8 g		

ZUM VERGLEICH EIN PAAR MARMELADEN:

Erdbeer	62,6 g
Himbeer	60,8 g
Johannisbeer	60,6 g

Und der Spitzenreiter ist der Honig mit 75 g Kohlenhydraten auf 100 g.

Wichtig beim Frühstück ist die Versorgung mit Eiweiß und möglichst vielen verschiedenen Aminosäuren.

Vitamine und Eiweiß können Sie in den folgenden Rezepten hervorragend kombinieren:

Power-Quark-Mix mit Früchten

250 Gramm Quark (20 Prozent Fett)

(Falls Sie in Norddeutschland zu Hause sind, dann nehmen Sie den Hansano Buttermilchquark, der schmeckt besonders gut.)

Den Saft einer Zitrone oder/und einer Orange unterrühren und, wenn gewünscht, einen Schuss Sahne (ja, Sahne! Sie hat Fett, aber kaum Kohlenhydrate) zum Quark geben.

Ein bisschen Stevia (siehe unsere Produktliste auf Seite 163f.), wenn Sie es gerne süßer haben.

Anschließend je einen Esslöffel Molkeeiweiß-Pulver und frisch gemahlenen Leinsamen unterrühren.

Dann fügen Sie dem Quark-Mix nach Belieben Beeren, Kiwi- und/oder Apfelstücke oder anderes kohlenhydratarmes Obst hinzu.

Und schon haben Sie ein Drittel Ihres Tagesbedarfs an Eiweiß und Ballaststoffen abgedeckt.

Im Winter kann man sich hervorragend mit Tiefkühlbeeren behelfen (am besten in Bio-Qualität) und sie am Vorabend einfach schon zum Auftauen rauslegen. Sie haben sogar meist einen höheren Vitamingehalt als frische Früchte aus dem Supermarkt, da sie direkt nach der Ernte eingefroren wurden und die Vitamine erhalten geblieben sind.

Da der Eiweißgehalt Ihrer Nahrung besonders wichtig ist, können Sie das Rezept noch toppen, indem Sie drei Eiweiß steif schlagen und unter den Quark-Mix heben.

Das macht den Quark extrem locker und luftig. Bitte von den drei übrig gebliebenen Eigelb maximal eines unterrühren – wir finden, der Quark schmeckt sonst nicht so lecker – und die anderen beiden aufheben (z. B. für ein Rührei). Dieser Früchtequark schmeckt wunderbar, ist leicht und versorgt den Körper optimal mit zwei Arten von Eiweiß: dem Molke-Eiweiß, das vom Körper sofort umgesetzt und in den Muskeln gespeichert wird, und dem Eiweiß aus dem Ei, das schrittweise über einen längeren Zeitpunkt verarbeitet wird und das die Muskeln über mehrere Stunden mit Eiweiß versorgt.

Eine weitere Variante ist der *Power-Quark mit im Topf erwärmten Beeren.* Die Mischung aus Quark und warmen Beeren steigert den Genuss noch beträchtlich. Diese Quarkspeise ist so köstlich, dass sie es locker mit jedem Marmeladenbrot aufnehmen kann. Versuchen Sie es, und Sie werden es nicht nur schmecken, sondern auch spüren, wie fit Ihr Körper nach diesem Eiweißschub und Vitaminkick ist – im Vergleich zu einem herkömmlichen Frühstück.

Es gibt eine weitere Variante: den morgendlichen *Eiweiß-Shake* mit allem, was der Körper braucht.
Was Sie in jedem Fall brauchen, ist ein Standmixer für alle Arten von Eiweiß-Shakes. Dafür müssen Sie nicht einmal tief in die Tasche greifen: Wir haben 19,95 Euro für unseren Mixer bezahlt, und er funktioniert erstklassig. Die richtig guten Geräte haben allerdings ihren Preis.

Eiweiß-Shake

Saft einer frisch gepressten Zitrone und/oder Orange
(Es dürfen gern auch zwei Zitronen oder Orangen sein. Sie können ersatzweise auch zwei Teelöffel Ascorbinsäure nehmen, wenn Sie keine Zitronen zur Hand haben.)
2 EL CFM-Molkeeiweiß-Pulver
Wahlweise ein bis drei Eiweiß
Stevia zum Süßen, nach Geschmack
3 EL Quark (optional auch mehr)
Ein Spritzer Sahne (bei Magerquark)
Vermischen Sie alle Zutaten im Mixer und lassen Sie ihn laufen, bis eine glatte Masse entstanden ist.

Ein herrlich lockerer Power-Shake, den Sie einfach so trinken können. Sie können aber natürlich auch noch Beeren oder anderes Obst hinzufügen. Experimentieren Sie ruhig selbst ein bisschen, um Ihre persönliche Lieblingsmischung zu finden.

Das Tolle an diesem Shake: Sie bekommen eine perfekte Power-Eiweiß-Dosis und fühlen sich dabei großartig, denn es ist ein absolut wohlschmeckendes Getränk, das nichts mit den fade schmeckenden Eiweiß-Shakes zu tun hat, für die man Eiweißpulver in Wasser auflöst.

Warum eigentlich fast nur Quark und kaum Milch?

Quark ist wesentlich gesünder als Milch und der bessere Eiweißlieferant. Quark hat den höheren Eiweißanteil und den geringeren Laktosegehalt. Den Begriff „Laktoseintoleranz" haben Sie sicher schon gehört oder gelesen. Dahinter steckt Folgendes: Der Darm kann die Laktose nicht mehr gut verwerten und es entstehen im Verdauungsprozess Darmgase, die Völlegefühle bis hin zu Durchfällen hervorrufen.

Auch Joghurt hat deutlich weniger Eiweiß als Quark (20 Gramm auf 100 Gramm bei 3,5 Prozent Fett, liefert aber wertvolles Kalzium und gute Darmbakterien für das Immunsystem). Quark ist aus unserer Sicht ein leckerer Eiweißlieferant und kann – je nach Zubereitung – Ihr morgendliches Marmeladenbrot oder Ihr Stück Nachmittags-Kuchen wunderbar ersetzen.

Es gibt natürlich Menschen, die Michspeisen nichts abgewinnen können – für sie klingen die obigen Frühstücksrezepte bestimmt nicht gerade „hitverdächtig". Gehören Sie zu dieser Spezies, sollten Sie darauf achten, Eiweiß morgens in anderer Form zu sich zu nehmen, und das am besten über alle Arten von Eierspeisen. Und natürlich können Sie zwi-

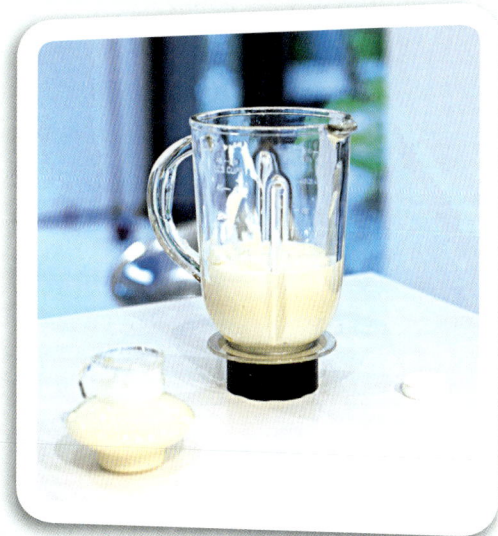

schen den unterschiedlichen Eiweißquellen wählen, um mehr Abwechslung in Ihrem Speiseplan zu schaffen.

Sie können Eier gekocht, als Rühreier oder Spiegeleier verzehren, aber essen Sie Eier und haben Sie keine Angst vor einem erhöhten Cholesterinspiegel. Es ist ein Ammenmärchen, dass dieser vom Eieressen ansteigt.[18] Der Cholesterinspiegel speist sich vielmehr aus den oxidierten Fetten der Wurst und aus industriell hergestellten Fertigprodukten, die jede Menge Transfette enthalten. Das zeigen auch Ergebnisse mehrerer Untersuchungen. Im Rahmen einer Studie wurde auch gemessen, ob der Konsum von Eiern das Risiko von Herz-Kreislauf-Erkrankungen erhöht. Das Ergebnis zeigt ganz klar: Es besteht kein erhöhtes Risiko.[19]

Wenn Sie es trotzdem nicht glauben wollen, dann lassen Sie ihren Cholesterinspiegel bestimmen, anschließend essen Sie vier Wochen lang viel Eier, und dann lassen Sie den Spiegel wieder kontrollieren. Sie werden keinen negativen Effekt feststellen.[20]

Susanne von Schmiedeberg:

Das beste Beispiel ist mein Mann, der sich seit rund zwei Jahren jeden Morgen fünf (!) Eier zubereitet – in wechselnden Varianten, mal als Rühreier, mal als Spiegeleier oder hart gekochte Eier. Seit Beginn dieser eireichen Kost haben wir ihm immer wieder Blut abgenommen und das Cholesterin, die Triglyceride, das LDL und HDL bestimmt. Im Verlauf zeigte sich, dass der HDL-Wert (gutes Cholesterin) durch die kohlenhydratarme sowie eiweiß- und fettreiche Ernährung stetig anstieg (ist inzwischen von 45 Milligramm pro Deziliter auf 106 Milligramm pro Deziliter angestiegen) und trotz des Verzehrs solcher Eimengen der Gesamtcholesterinwert meines Mannes nicht erhöht war.

Das bedeutet: Keine Angst vor Eiern!

Sie können die antioxidative Kraft der Eier durch Zugabe von Kurkuma und schwarzem Pfeffer oder frischem Rosmarin auf dem Spiegel- oder Rührei noch erhöhen. Am besten kaufen Sie das Gewürz im Bio-Laden und streuen es beim Braten großzügig über die Eier.

Damit es uns nicht langweilig wird, essen wir abwechselnd Spiegelei, Rührei und gekochte Eier. Frauen essen morgens am besten zwei bis drei Eier, Männer vertragen bis zu vier oder fünf Eier.

Ganz wichtig ist jedoch, dass Sie kein Stück Brot dazuessen – und sei es auch noch so winzig!

Gemüse und Nüsse

Hervorragend sind *Avocados* (als Früchte eigentlich dem Obst zuzurechnen), denn sie enthalten kaum Kohlenhydrate (0,4 Gramm pro 100 Gramm), dafür viel Vitamin E und einfach-ungesättigte Fettsäuren in natürlicher Form. (Sie wissen ja: Alle natürlichen Fette sind gute Fette!)

Ich mache es gerne so: Ich schneide eine Avocado auf und gebe einige Tropfen Oliven- oder Walnussöl, vermischt mit etwas altem Balsamicoessig über die Hälften.

Tina Müller püriert ihre Avocados lieber (wenn die Frucht schön weich ist, zerdrückt man das Fleisch am besten mit der Gabel) und schmeckt sie mit Pfeffer, Kurkuma und etwas Zitronensaft ab. Toll!

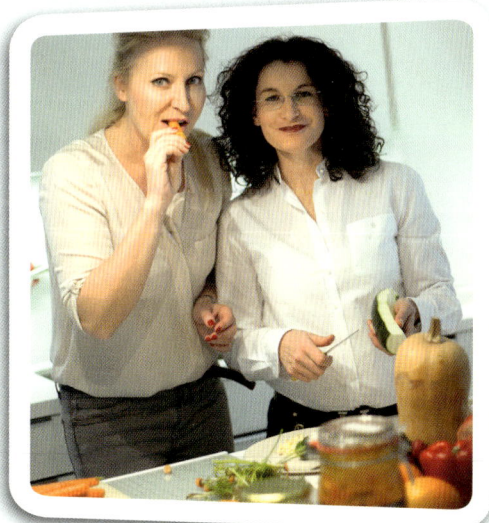

Nüsse, allen voran *Walnüsse* und *Paranüsse*, enthalten viel gute Fette sowie Vitamin E, und deshalb sollte man immer auch zwischendurch mal welche „einwerfen". Die *Walnuss* z. B. bringt es auf 14,4 Gramm Eiweiß, bei nur 10,6 Gramm Kohlenhydraten und 51 Gramm mehrfach ungesättigten Fettsäuren.

Die *Erdnuss* hat zwar mit ihren 25 Gramm mehr Eiweiß, aber nur 9,4 Gramm Kohlenhydrate und 24 Gramm mehrfach natürlich ungesättigte Fettsäuren. Es empfiehlt sich, die Nüsse zwischendurch als Snack zu knabbern, damit haben Sie bereits auf einfachste Art und Weise ein gutes Quantum Ihres täglichen Bedarfs an ungesättigten Fettsäuren aufgenommen.

Nüsse enthalten nicht nur Eiweiß und mehrfach ungesättigte Fettsäuren, vielmehr liefern sie Vitamine, Zink, Selen und Mineralien – und halten lange satt!

Sie wissen ja:
wenig Kohlenhydrate = niedriger Insulinspiegel = perfektes Anti-Aging

Ebenfalls gut für zwischendurch sind *Mandeln* und *Paranüsse,* da auch sie wenig Kohlenhydrate enthalten. Die allgemein beliebten Cashewkerne haben deutlich mehr Kohlenhydrate. Und auch zu den gesalzenen Nussvarianten

---

WISSENSWERTES

KLEINE „BEDIENUNGSANLEITUNG" FÜR NÜSSE
Hier gilt dasselbe wie für das Öl mit mehrfach ungesättigten Fettsäuren:

- Nüsse lagern Sie am besten im Kühlschrank, damit die ungesättigten Fette nicht ranzig werden.
- Mahlen Sie die Nüsse selbst, statt sie fertig gemahlen zu kaufen.
- Nüsse ausschließlich in Bio-Qualität!
- Aufbewahrung nur in lichtdichten Verpackungen, die sich wieder luftdicht verschließen lassen.
- Nüsse sollten beim Kauf noch zwölf Monate haltbar sein.
- Nüsse nach Anbruch der Packung innerhalb von zwei Wochen verbrauchen.

sollten Sie nur bei seltenen Gelegenheiten greifen. Ein optimales Frühstück ist natürlich auch *Räucher-Wildlachs* (ohne Brot!), denn er enthält die wertvollen Omega-3-Fettsäuren und sehr viel Eiweiß (20 Gramm auf 100 Gramm). Und als eines der wenigen Nahrungsmittel hat er einen hohen Vitamin-D-Anteil (30 Mikrogramm auf 100 Gramm), das entspricht 800 bis 1000 I.U. Vitamin D.

Und was ist mit Wurst und Schinken?

Sie sollten fettarme Varianten wählen und eigentlich am besten ganz auf Wurst verzichten. Fettarmer Schinken ist die bessere Wahl.

Und bitte kein Brot dazu!!!

Wenn Sie jedoch gar nicht auf Brot verzichten können, dann gibt es eine Alternative: das Eiweiß-Brot.

Das Eiweiß-Brot

Im Eiweiß-Brot, das inzwischen von fast allen Bäckereien angeboten wird, sind die Kohlenhydrate deutlich reduziert. Man hört und liest jetzt allerdings immer wieder, dass der Fettanteil dadurch stark erhöht und das nicht gesund sei.

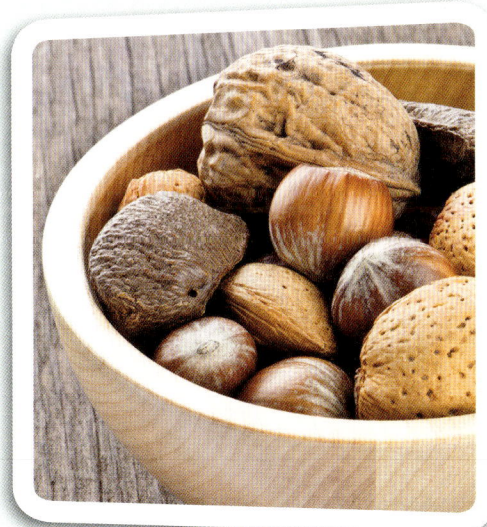

Aber Sie haben jetzt ja keine Angst mehr vor Fett! Eine oder zwei Scheiben Eiweiß-Brot bringt Ihre Fettbilanz nicht durcheinander.

Da die Herstellung des Eiweiß-Brots für die Bäckereien aber sehr aufwendig ist (und auch teuer!), wird sich die Sorte unserer Einschätzung nach wahrscheinlich nicht halten können – wir werden sehen …

Deshalb unsere Empfehlung: Backen Sie sich Ihr Brot selbst!

Nach den folgenden Rezepten, denn dann haben Sie die Kontrolle darüber, was genau in Ihrem Brot enthalten ist.

Eiweiß-Brot

(Für eine Kastenform von 10 x 30 Zentimetern, ergibt etwa 28 Scheiben)

Zutaten:
100 Gramm gemahlene Mandeln
100 Gramm geschrotete Leinsamen
4 EL Weizenkleie
2 EL Vollkornmehl
1 Päckchen Backpulver
1 TL Salz
300 Gramm Magerquark
8 Eiweiß (Größe M)
Gemischte Kerne und Kleie zum Bestreuen

Alle Zutaten bis einschließlich Salz vermischen, dann den Magerquark und die Eier hinzufügen, unterkneten. Den Boden der Kastenform mit Backpapier auslegen. Einen Esslöffel gemischte Kerne daraufstreuen. Den Rand der Form mit Wasser einstreichen, mit Kleie bestreuen. Teig einfüllen, im heißen Ofen (E–Herd: 175 Grad Celsius/Umluft: 150 Grad Celsius) rund 50 Minuten backen.

Zubereitungszeit: ca. 1 Stunde.
Pro Scheibe: ca. 60 kcal.
Eiweiß 4 Gramm, Fett 3 Gramm, Kohlenhydrate 1 Gramm

Apfel-Walnuss-Brot

Ein duftendes eiweißreiches Früchtebrot, das es trotz der enthaltenen Kohlenhydrate (Apfelmus!) pro Scheibe nur auf fünf Gramm Kohlenhydrate bringt. Sie können das Rezept ganz einfach abwandeln, indem Sie das Apfelmus durch Zucchini-, Möhren- oder Kürbismus ersetzen.

(Für eine Kastenform von 12 x 22 Zentimetern, ergibt etwa 12 Portionen)

Zutaten:
200 Gramm Mandeln, gemahlen
130 Gramm Walnüsse, gehackt
2 EL Leinsamen, gemahlen
1 EL Ceylon-Zimt, gemahlen
2 TL Backpulver
½ TL Meersalz, fein gemahlen
2 große Eier
250 bis 300 Gramm Apfelmus, ungesüßt (!)
125 ml natives Kokosöl
4 EL Kokosmilch oder saure Sahne
Kokosöl zum Einfetten der Form

Den Ofen auf 160 Grad Celsius (Umluft 140 Grad Celsius) vorheizen. Und die Kastenform bitte vorher einfetten, das Kokosöl ist dazu ideal geeignet.

Mandeln, Walnüsse, Leinsamen, Zimt, Backpulver und Salz in einer großen Schüssel gut vermischen. Eier, Apfelmus, Öl und Kokosmilch (oder saure Sahne) in einem Messbecher verrühren. Über die trockenen Zutaten in der Schüssel geben und unterziehen; sollte Ihnen die Masse noch zu trocken sein, geben Sie ein bis zwei Esslöffel Kokosmilch zusätzlich hinzu. Nun den Teig in die Form füllen, andrücken und etwa 45 Minuten backen. Machen Sie die Stäbchenprobe, schauen Sie, ob noch Teig daran hängen bleibt. Lassen Sie das Brot 30 Minuten in der Form abkühlen, dann können Sie es stürzen – und fertig!

Eiweißbrot-Aufstriche:

Bestreichen Sie Ihr Eiweißbrot mit einer leckeren Quarkcreme statt mit Butter.

Herzhafte Quarkcreme

250 Gramm Quark mit etwas Leinöl und Olivenöl anrühren, ein paar Spritzer frischen Zitronensaft und Schnittlauch (oder andere frische Kräuter) unterziehen. Mit Salz und Pfeffer abschmecken.

Sie können auch Tiefkühlkräuter verwenden, die Sie zusammen mit der Zitrone und dem Quark mit einem Pürierstab zu einem cremigen Brotaufstrich aufmixen.

Käse ist eine sehr gute Eiweißquelle, und hier kommt ein Lieblingsrezept für das Frühstück:

Parmesan-Creme

Dazu nehmen Sie am besten frisch geriebenen Parmesan (35,6 Gramm Eiweiß und 0,1 Gramm Kohlenhydrate) oder anderen italienischen Hartkäse. Parmesan ist ideal, denn er enthält wenig Fett und sehr viel Eiweiß.

Geben Sie vier bis fünf Esslöffel Parmesan in eine Schüssel, fügen Sie etwas alten Balsamicoessig und Oliven- oder Walnussöl hinzu und verrühren Sie alles zu einer Creme. Streichen Sie dann einen Klecks auf ein Stückchen getoastetes Eiweiß-Brot. Herrlicher Geschmack und Gesundheit pur!

Sie können natürlich auch andere Käsesorten auf Ihrem Eiweißbrot essen. Wir raten Ihnen jedoch davon ab, nur ein Eiweiß-Brot mit Käse oder Schinken zum Frühstück zu essen. Damit führen Sie sich weder genug Eiweiß noch ausreichend Vitamine zu. Es ist absolut notwendig, mehr Eiweiß über Eier oder Quark und zusätzlich über Eiweißpulver zu sich zu nehmen, um den Muskelaufbau zu unterstützen.

Ziel ist es, beim Frühstück nicht mehr als 15 bis 20 Gramm Kohlenhydrate aufzunehmen.

Wenn Sie zum Frühstück zwei bis drei Eier mit einer Scheibe Ei-weiß-Brot, eine Avocado und eine Schüssel Quark mit Beeren verzehren, dann kommen Sie auf nicht mehr als 10 Gramm Kohlenhydrate. Und die genannten Frühstücksbestandteile, die Sie essen können, ergeben eine ganz schöne Menge, um satt zu werden – und das fast ohne Kohlenhydrate! Vergleicht man die Kohlenhydratwerte, dann dürften Sie lediglich ein halbes Marmeladebrötchen essen – und Sie wären schon bei derselben Grammzahl an Kohlenhydraten!

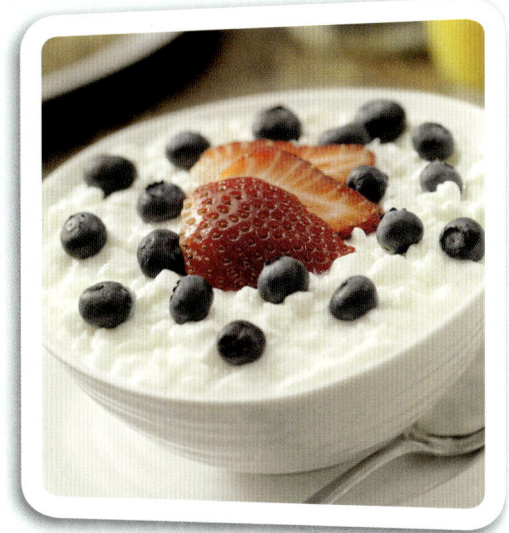

Es sind selbst 15 bis 20 Gramm Kohlenhydrate zum Frühstück vertretbar, wenn sie aus Nahrungsmitteln mit einem hohen Nährwertgehalt stammen, etwa reich sind an essenziellen Fettsäuren, Antioxidantien und weiteren sekundären Pflanzenstoffen.

Ein kohlenhydratarmes Frühstück birgt noch einen anderen Vorteil: Sie werden mittags weniger Kalorien zu sich nehmen, denn Sie werden dank Ihres niedrigen Insulinspiegels nicht von Heißhungerattacken überfallen.
Zu diesem Ergebnis kam auch eine Studie an Jugendlichen, die nach einem kohlenhydratreichen Frühstück mittags im Schnitt 145 Kalorien mehr verzehrt haben als bei einem kohlenhydratarmen Frühstück.[21]

Jetzt noch ein Tipp zum „Aufpolieren" Ihres Vitaminspiegels:
Kaufen Sie sich einen Profi-Entsafter und jede Menge Gemüse und Obst und bereiten Sie sich den *Power-Vitamin-&-Anti-Oxi-Saft* zu ...

Unser Rezept

(Sämtliche Zutaten sollten frisch sein!)

- *Staudensellerie*
- *Fenchel*
- *Ingwer*
- *Karotten*
- *Orangen*
- *Kiwi*
- *Apfel*

In diesen Super-Anti-Oxi-Saft geben Sie noch einen Teelöffel Leinöl, damit sich die fettlöslichen Vitamine entfalten können. Mehr als 200 Milliliter sollten Sie davon aber nicht trinken, denn sonst nehmen Sie zu viele Kohlenhydrate auf. Alternativ können Sie auch ein Glas Aronia-Saft trinken. Den bekommen Sie im Reformhaus.

Neben der festen Nahrung spielen morgens auch die Getränke eine Rolle: Trinken Sie einen Liter grünen Tee, denn grüner Tee hat aus eine ausgesprochen antioxidative Wirkung. Grüner Tee ist auch besser als schwarzer Tee, denn er besitzt einen höheren Anteil an Polyphenolen, den Anti-Aging-Pflanzenwirkstoffen. (Siehe auch im Kapitel „Für immer jung"-Getränke auf Seite 59)

DAS MITTAGESSEN

Wie Sie eben gelernt haben, bildet das eiweißreiche und kohlenhydratarme Frühstück die beste Powerbasis für den weiteren Tag und eine gute Voraussetzung dafür, dank einer flach verlaufenden Insulinkurve ohne Heißhungerattacken durch den Tag zu kommen. Auch führt es dazu, dass Sie mittags weniger Kalorien zu sich nehmen.

Wie sieht das ideale Mittagessen aus?

Das ideale Mittagessen umfasst wieder viel Eiweiß, wenig bis gar keine Kohlenhydrate und jede Menge gesunde Pflanzenstoffe und Fette.

Der erste Schritt besteht darin – egal ob Sie sich zu Hause selbst etwas kochen, in der Kantine oder im Restaurant essen –, dass Sie konsequent sämtliche kohlenhydratreichen Beilagen oder Hauptspeisen wie Nudeln, Kartoffeln, Reis und Brot weglassen.

Bestellen Sie die Gerichte einfach ohne diese „Sättigungsbeilagen" und essen Sie das Fleisch oder Ihren Fisch einfach mit Gemüse und Salat.

Und greifen Sie im Restaurant am Anfang bitte nicht in den Brotkorb, so verführerisch er sich auch präsentieren mag!

Wir wissen aus eigener Erfahrung, wie schnell man sich daran gewöhnen kann, seine Gerichte ohne Kohlenhydratberge zu genießen. Und es gibt noch einen weiteren Vorteil: Sie werden sich nach dem Essen nicht müde fühlen! Wie gerne hätten wir doch früher im Büro nach dem Mittagessen ein Schläfchen gemacht, denn unser Körper befand sich im Insulinrausch und brauchte seine Energie für den Verdauungsprozess, weshalb sie uns dann anderweitig einfach nicht mehr zur Verfügung stand.

Tina Müller ging es auf jeden Fall sehr oft so, dass sie nach einem klassischen Kantinenessen oder nach einem Pastagericht müde wurde und eine Zeit lang kaum mehr Energie aufbrachte.

Machen Sie den Selbstversuch: Lassen Sie die Kohlenhydrate weg – und die Schwere nach dem Mittagessen wird auch wegbleiben. Sie werden sich locker-leicht fühlen und vor Energie bersten. Meiden Sie darüber hinaus jegliche Art von Fertiggerichten, denn diese machen uns durch ihren viel zu hohen Anteil an Kohlenhydraten und schlechten Fetten **krank.**

Für das gesunde Mittagessen eignen sich alle Arten von fettarmem Fleisch – ob Rinderfilet oder Putenbrust oder Kalbsfilet. Und natürlich sämtliche Fische. Dazu alle Sorten Gemüse und als „Energie-Booster" Salate mit Eiweiß aus gekochten Eiern. Sehr gute Beilagen sind auch Hülsenfrüchte wie Linsen, Erbsen und Sojabohnen. Aber nicht zu viel davon essen, denn sie enthalten ordentliche Mengen an Kohlenhydraten!

Tina Müller:

Von meiner Kindheit her erinnere ich mich noch sehr gut an die Erbsen aus dem Garten, die wir frisch vom Strauch gegessen haben. Heute kultiviere ich Erbsen in Kübeln auf der Dachterrasse und freue mich über jede einzelne fantastisch frisch schmeckende Erbse, die ich ernten kann und die direkt in meinen Mund wandert.

Um sich das Leben einfacher zu machen, nehmen Sie beim Selbstkochen das Gemüse aus der Tiefkühltruhe, es hat mehr Vitamine als Gemüse, das schon tagelang im Supermarkt gelegen hat.

Hier unsere *Top 4 Mittagessensrezepte* zum schnellen Selbstkochen:

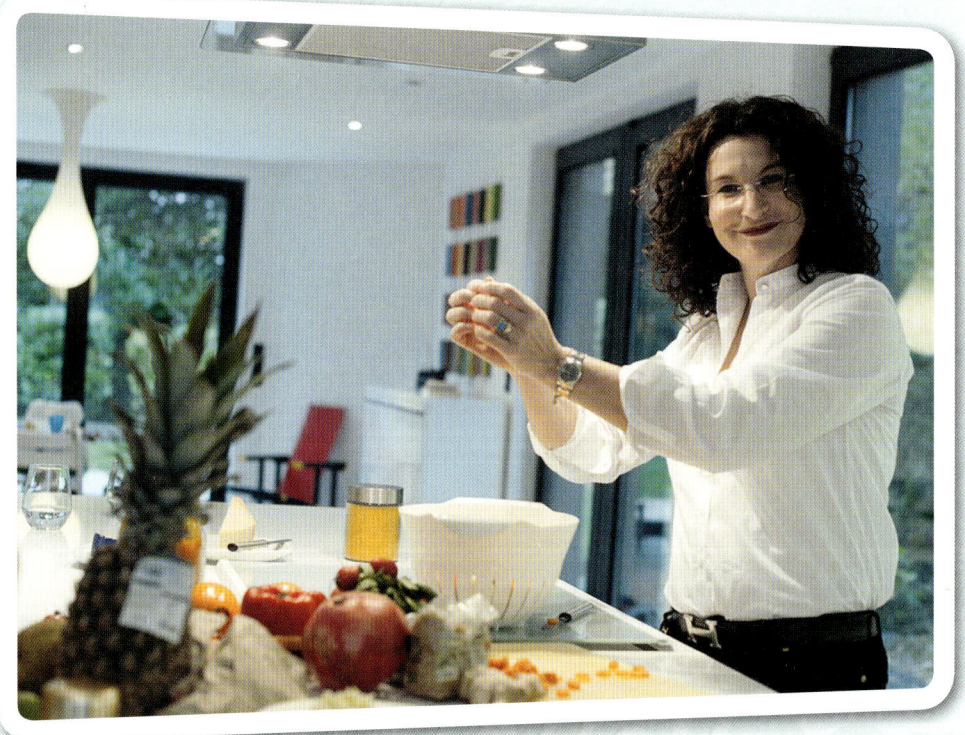

I. Wildlachs mit Linsen an Feldsalat

Kaufen Sie am besten frisches Wildlachsfilet beim Fischhändler (am besten in Bio-Qualität). Wenn das nicht geht, nehmen Sie welches aus der Tiefkühltruhe, aber achten Sie auf die Bezeichnungen „Wildlachs" und „Bio".

Dazu kaufen Sie Bio-Linsen. Die gibt es in den verschiedensten Varianten. Berglinsen schmecken uns besonders gut. Kochen Sie die Linsen wie auf der Packung angegeben.

Braten Sie den Lachs in Kokosöl an, nehmen Sie ihn dann aus der Pfanne. Löschen Sie anschließend die Röststoffe mit Brühe oder Weißwein ab und geben Sie einen Esslöffel Kokosöl dazu. Mit Salz und Pfeffer abschmecken.

Die entstandene Soße lassen Sie zwei Minuten köcheln. Zum Schluss ziehen Sie etwas Sahne unter. Verteilen Sie die fertige Soße über den Wildlachs und die Linsen. Das verfeinert das Gericht und macht es zu einem echten Gourmet-Lunch.

Für den Feldsalat bereite ich vorher eine Salatsoße aus folgenden Zutaten:

½ TL Senf
3 EL alter Balsamicoessig
4 EL Olivenöl
1 EL Walnussöl
1 TL Zitronensaft
Salz, Pfeffer

Die Zutaten verruhren und dann mit einem Schuss Sahne zu einer cremigen Salatsoße aufschlagen und über den Feldsalat geben.

Das Ganze funktioniert auch mit jeder anderen Salatart, sehr lecker ist es auch mit Babyspinat.

Dieses Mittagessen liefert Ihnen hochwertiges Eiweiß, mehrfach ungesättigte Fettsäuren, Omega-3-Fette aus dem Lachs und Pflanzenstoffe aus dem Salat. **Und das Beste:** Sie werden damit unter 10 Gramm Kohlenhydrate bleiben.

II. Powersalat

Nehmen Sie als Basis Feldsalat oder jede andere Art von Blattsalat.

Bereiten Sie dann das Dressing zu wie oben beschrieben, reiben Sie jedoch am Schluss ein bisschen Parmesan hinein, er macht es sämig und cremig.

Geben Sie vier Esslöffel Pinienkerne eine beschichtete Pfanne und rösten Sie sie leicht an.

Legen Sie zwei hartgekochte geviertelte Eier auf den Salat und dazu ein paar in Scheiben geschnittene Tomaten.

Die gerösteten Pinienkerne werden am Schluss darübergestreut.

Dieser köstliche frische Salat liefert über die Eier ausreichend Eiweiß, aus den Pinienkernen gute Fette und mit seinen frischen Zutaten jede Menge Pflanzenstoffe und Vitamine. Auch hier haben Sie eine Kohlenhydratbilanz von unter 10 Gramm!

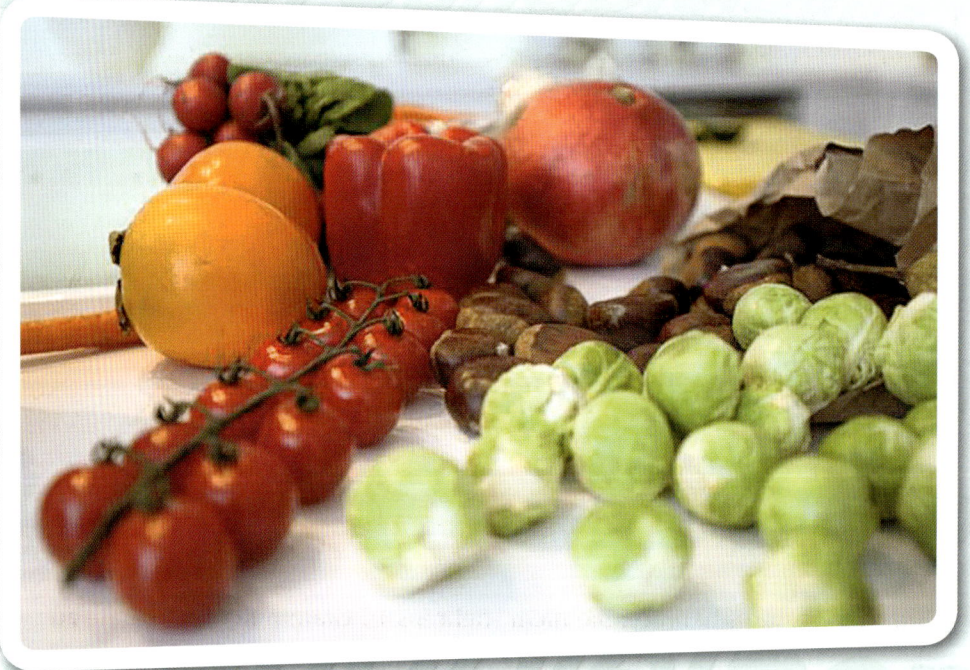

III. Edamame und Hähnchenmedaillons mit gratinierten Tomaten

Sojabohnen sind hervorragende Eiweißlieferanten. Die Sojabohne ist die Hülsenfrucht mit einem der höchsten Eiweißanteile (38 Prozent!). Die Qualität ihres Proteins ist mit der von tierischem Eiweiß vergleichbar, was die Sojabohne von anderen Pflanzen abhebt, außerdem ist sie reich an Phytoöstrogenen. Das sind pflanzliche Verbindungen mit hormonähnlicher Wirkung. Edamame sind unreif geerntete, gegarte Sojabohnen, die ich das erste Mal in meinem Leben beim Japaner als Vorspeise bekommen habe. Man isst sie heiß mit etwas Salz bestreut und drückt sie einzeln aus der Schale. Eine leichte und hervorragend schmeckende Vorspeise!

Sojabohnen sollten sie ausschließlich in Bio-Qualität bzw. nicht genmanipulierte Sorten einkaufen.

Für das Tomatengratin schneiden Sie 500 Gramm Tomaten in Scheiben, braten sie in Kokosöl an und lassen sie zehn Minuten weich köcheln. Danach streuen Sie eine ausreichende Menge geriebenen Parmesan über die Tomaten und lassen ihn drei bis vier Minuten schmelzen. Damit erhalten Sie auf schnelle Art ein schönes Tomatengratin. Tomaten haben einen besonders hohen Lycopinanteil. Der Stoff gehört zu den Karotinoiden und hat eine antioxidative Wirkung. An noch mehr Lycopin kommen Sie mit konzentriertem Tomatenmark. Bitte greifen Sie jedoch auf keinen Fall zu Tomatenketchup, denn dem werden extrem hohe Mengen Zucker zugesetzt.

Als Hauptgericht wählen Sie Bio-Hähnchenbrustfilet und braten Sie diese in einer beschichteten Pfanne in etwas Kokosnussöl goldbraun an.
Löschen Sie die Röststoffe mit Brühe ab und geben Sie jeweils eine Prise Salz und Pfeffer dazu. Lassen Sie das Ganze zwei Minuten lang köcheln. Dann runden Sie die Soße mit Sahne ab und rühren Sie – wenn Sie mögen – geriebenen Parmesan hinein.

Mit dieser Mahlzeit nehmen Sie nicht mehr als 15 Gramm Kohlenhydrate zu sich!

IV. Rinderfilet in Gorgonzolasoße mit gebratenen Champignons

Zutaten:

1 Rinderfilet (Größe nach Bedarf)

Kokosöl zum Braten

200 ml Brühe oder Weißwein zum Ablöschen

1 Schuss Schlagsahne

150 g Gorgonzola, in Stückchen zerteilt

200 g Champignons

Braten Sie das Rinderfilet in der Pfanne in Kokosöl von allen Seiten an. Wickeln Sie es anschließend in Alufolie und lassen Sie es 90 bis 100 Minuten bei 80 Grad Celsius im Backofen durchziehen.

Für die Gorgonzolasoße löschen Sie die Röststoffe in der Pfanne mit einem Glas (200 Milliliter) Brühe ab – oder (bei besonders netten Gästen) auch mit Weißwein –, würzen mit Salz und Pfeffer und lassen das Ganze drei Minuten lang köcheln. Dann geben Sie einen Schuss Sahne und den Gorgonzola dazu und rühren so lange, bis sich der Käse komplett aufgelöst hat.

Nebenher braten Sie die in Scheiben geschnittenen Champignons in Kokosöl an und würzen sie mit Salz und Pfeffer.

Schneiden Sie das Filet auf, richten Sie die Scheiben zusammen mit den gebratenen Champignons an und geben Sie die Gorgonzola- soße darüber.

Und auch dieses feine Gericht schlägt nicht mit mehr als 15 Gramm Kohlenhydraten zu Buche!

DAS ABENDESSEN

Das beste Abendessen ist gar kein Essen.

Wie schon an früherer Stelle ausgeführt, haben die Kalorienbeschränkung und das Dinner Cancelling einen nachweisbaren Anti-Aging-Effekt, denn dadurch kann sich der Körper in der Nacht statt auf die Verdauung stärker auf die Zellerneuerung konzentrieren.

Sie werden allerdings nicht jeden Abend auf das Essen verzichten wollen, und außerdem sollte der Körper auch abends mit Eiweiß versorgt werden, damit er auch nachts Muskeln aufbauen kann (beispielsweise nach dem Krafttraining) oder wenigstens keine abbaut.

Entscheidend ist, dass Sie abends nur leicht verdauliche Nahrungsmittel zu sich nehmen – also keine Rohkost oder Salate.

Eine schnelle und prima Alternative ist ein Eiweiß-Shake, diesmal mit etwas Milch und besonders viel Kasein-Pulver, einem Eiweißpulver aus Milchprotein. Denn das Milchprotein wird langsamer aufgenommen und unterstützt daher stetig (bis zu fünf Stunden lang) den Muskelaufbau. Der ideale Drink vor dem Zubettgehen! Denn nachts arbeiten die Aminosäuren auf Hochtouren: Sie sind völlig mit den Reparaturprozessen an den Zellen beschäftigt. Milcheiweiß schützt Sie vor Muskelabbau.

> *Für den „Night Repair"-Eiweiß-Shake geben Sie 100 Milliliter Milch, zwei Esslöffel Kasein-Pulver und zwei Esslöffel Quark in den Shaker – und wenn Sie mögen, etwas Stevia oder alternativ ein Casein-Pulver mit Geschmack (wie beispielsweise Erdbeer). Mixen Sie das Ganze gut durch und trinken Sie es eine halbe Stunde vor dem Einschlafen.*

Ideale Abendmahlzeiten sind auch sämtliche Gerichte aus gekochtem, gegrilltem oder gebratenem Gemüse oder Eier in allen Variationen. Ich (Susanne) brate mir zum Beispiel ein paar Champignons oder esse das weiter oben beschriebene Tomatengratin. Hervorragend geeignet sind auch gemischte Paprikastreifen, in der Pfanne gebraten.

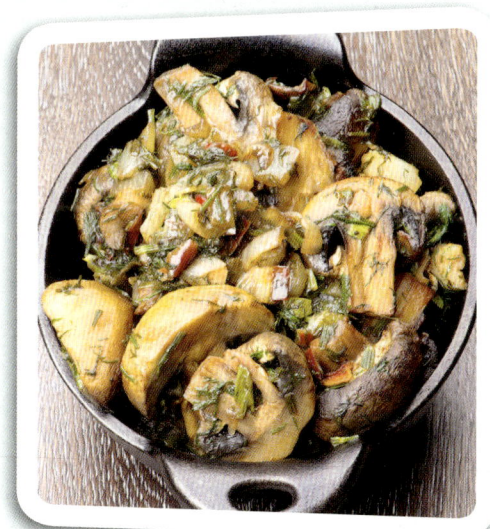

Oder braten Sie sich ein Thunfischsteak mit Kräutern und zaubern Sie sich eine schöne Soße dazu (etwa eine der auf Seite 81 unter „Mittagessen" beschriebenen). Sie werden feststellen, dass Sie gar keine Kartoffeln, Nudeln oder ähnliche Beilagen brauchen.

Sie können sich auch ein leckeres Mahl mit einem leichten Steak, Geflügel oder einem anderen Fisch zubereiten.

Gemüse lässt sich am besten und schonendsten im Dampfgarer zubereiten, denn auf diese Weise bleiben die meisten Vitamine und Vitalstoffe erhalten. Für eine optimale Versorgung mit Pflanzennährstoffen trinken Sie das Auffangwasser aus dem Dampfgarer, denn darin stecken noch jede Menge Vitamine aus dem Gemüse.

Insbesondere bei abendlichen Geschäftsessen sollten Sie unbedingt alle Arten von Kohlenhydraten (auch Alkohol) meiden, vor allem das Brot, das meistens schon auf dem Tisch steht, und alle Arten von Pastagerichten oder Reis.

Hier noch ein Rezept für ein schmackhaftes Abendessen:

Ingwer-Karotten-Zucchini-Tomaten-Pfanne

Braten Sie ein daumengroßes Stück klein geschnittenen Ingwer in Kokosöl in der Pfanne an. Lassen Sie ihn richtig kross werden. Geben Sie anschließend die Karotten, die Zucchini und Tomaten dazu und lassen Sie dann alles 20 Minuten köcheln. Anschließend würzen Sie nach Belieben mit frischem Pfeffer, ein bis zwei Teelöffeln Kurkuma und Salz.

Schmecken Sie das Gericht ruhig kräftig ab, denn die Gewürze sind gesund. Sparen Sie auch nicht am Kokosöl! Achten Sie darauf, dass das Gemüse gar ist, damit Ihr Magen-Darm-Trakt weniger Verdauungsarbeit leisten muss.

Der Ingwer reinigt den Darm und stärkt das Immunsystem. Wir essen zu dem Gericht ganz gerne frischen Parmesan. Sie können ihn darüberreiben oder in Stücken dazuessen.

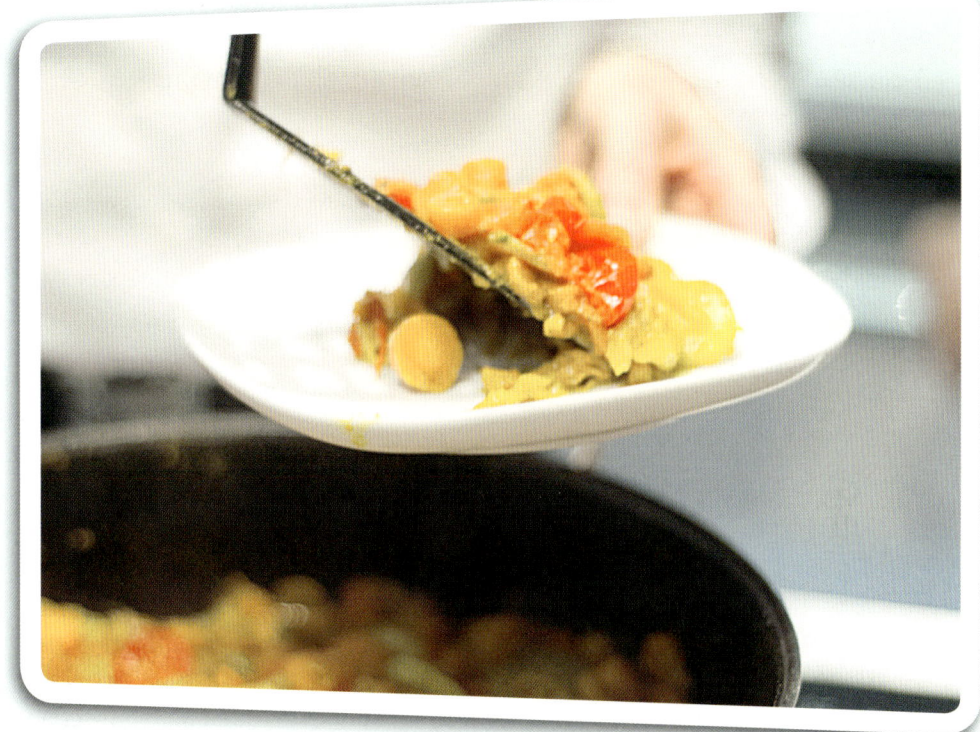

Die Ausnahme von der Regel:

Am Anfang wird es jeder und jedem von Ihnen schwerfallen, diesen Speise-plan konsequent durchzuhalten.

Darum geht es zunächst auch gar nicht! Wichtig ist, dass Sie das System da-hinter erkennen und darauf achten, den Kohlenhydratanteil in Ihrer Nahrung drastisch herunterzufahren und den Eiweiß-Fett-Anteil heraufzusetzen.

Darüber hinaus entlasten Sie abends Ihren Körper, um ihm über Nacht die Ruhe für eine optimale Zellerneuerung zu gönnen, vor allem dann, wenn Sie nachts nicht immer gut schlafen.

Schlagen Sie auch ruhig einmal über die Stränge – und dann ohne schlechtes Gewissen, aber mit vollem Genuss! Danach sollten Sie sich allerdings wieder „am Riemen reißen".

Aus Studien weiß man, dass Disziplin und Langlebigkeit miteinander verbunden und ein Erfolgsfaktor für ein langes, gesundes Leben sind.[22] Wenn Ihre Disziplin bei der Ernährung über einen langen Zeitraum grundsätzlich gewährleistet ist, dann können Sie natürlich auch problemlos ab und zu mal „fremdgehen".

WISSENSWERTES

UNSERE TOP TEN DER GESUNDEN NAHRUNGSMITTEL, AUF DIE WIR KEINEN TAG VERZICHTEN

1. Quark
2. Parmesan
3. Kokosöl
4. Leinsamen
5. Nüsse
6. Geflügel
7. Fisch
8. Eiweiß Shake
9. Beeren
10. Grüner Tee

UNSERE LISTE DER „GEHT GAR NICHT"-NAHRUNGSMITTEL

1. Süßigkeiten
2. Müsli
3. Salami
4. Weißbrot
5. Reis, Nudeln
6. Rapsöl, Sonnenblumenöl
7. Chips und Nachos
8. Cola, Limonaden und Softdrinks aller Art
9. Alkohol

NAHRUNGSERGÄNZUNGSMITTEL

VITAMIN D, EIN ECHTER GESUNDHEITSBOOSTER

Was ist eigentlich Vitamin D?

Vitamin D wird auch als das „Sonnenhormon" bezeichnet, weil durch Sonneneinstrahlung (UV-B-Strahlung) aus den Cholesterinen in unserer Haut Hormon D (Vitamin D-25-OH) aktiviert wird, das von hier aus dem Blutkreislauf rasch zur Verfügung steht. Das lässt sich messen – und das ist ein wichtiger Aspekt! Denn bei allem, was man messen kann, ist der Verlauf kontrollierbar, nachvollziehbar, und das schützt Sie vor einer Überdosierung oder einem Mangel. Einen Vitamin-D-Mangel bzw. extrem niedrige D-Werte haben wir in Deutschland vermutlich alle. Wenn man sich täglich und über das ganze Jahr hinweg nackt in der Mittagssonne aufhält, werden nach 20 bis 30 Minuten 10.000 bis 20.000 I. E. (Internationale Einheiten) produziert – allerdings verbringt heute niemand mehr seine Tage draußen – und schon gar nicht im Adams- oder Evaskostüm :-). Die Vitamin-D-Aufnahme aus unserer heutigen Nahrung ist sehr gering (nur etwa 200 bis 400 I. E. täglich). Vitamin D könnte nur zugeführt werden, wenn man sich extrem fischreich ernähren würde („Eskimo"-Diät! ein Kilogramm Wildlachs hat ungefähr 8.000 I. E.).

In unserer Hautarztpraxis haben wir über einen Zeitraum von drei Jahren rund 5.000 Vitamin-D-Bestimmungen durchgeführt. Das Ergebnis war schockierend: 80 bis 90 Prozent der betreffenden Patienten wiesen einen teils erheblichen Vitamin-D-Mangel auf, der nur durch eine entsprechende Substitution behoben werden konnte.

Was passiert bei Vitamin–D-Mangel?

Erst einmal gar nichts! Der Mangel an Vitamin D bleibt den Betroffenen verborgen, sie merken nichts davon. Da das Hormon Vitamin D jedoch an unzäh-

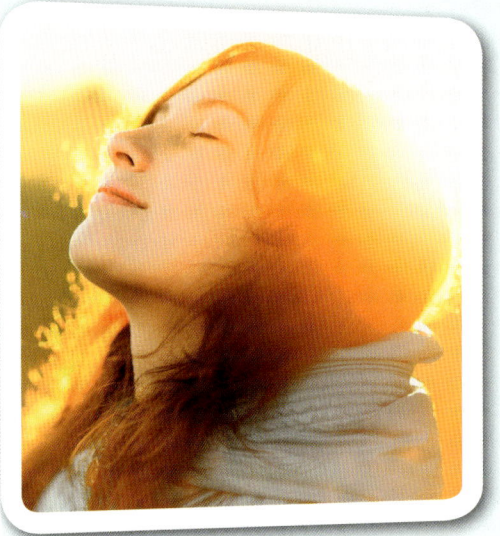

ligen Zellstoffwechselvorgängen in allen (!) Zellen beteiligt ist, ist – wie Untersuchungen zeigen – ein andauernder Vitamin-D-Mangel an späteren Herz-Kreislauf-Erkrankungen, an der Herausbildung eines Diabetes und des metabolischen Syndroms sowie auch von Krebserkrankungen ursächlich beteiligt. Ein langfristiger Mangel an Vitamin D hat also negative Auswirkungen, die erst nach Jahren eintreten. Ein akuter Mangel ruft noch keine auffälligen Symptome hervor, weil er bei jungen Menschen noch gut kompensiert bzw. maskiert werden kann. Bleibt der Mangel jedoch über Jahre oder Jahrzehnte bestehen, dann fehlt dem Körper auf lange Sicht ein sehr wichtiges Hormon.

Symptome bei akutem Mangel: Müdigkeit, Infektanfälligkeit, Leistungsminderung, Stressanfälligkeit

Chronisch-langfristige Wirkung: Herz-Kreislauf-Erkrankungen, metabolisches Syndrom, Diabetes, psychogene Instabilität, Autoimmunerkrankungen, Tumorerkrankungen, Osteoporose, chronische Erkrankungen wie multiple Sklerose etc.[23]

Nach neueren Erkenntnissen hat Vitamin D sogar antivirale und antibakterielle Wirkungen, daher kann man es auch als „Antibiotikum der Natur" bezeichnen. Die besondere Bedeutung des Vitamin D für die lebende Zelle erweist sich auch daran, dass es bereits im Zellstoffwechsel der Blaualgen (der ersten Lebensformen auf unserem Planeten vor rund 1,5 Milliarden Jahren) eine wichtige Rolle gespielt hat.

Wenn Sie Ihrem Körper etwas Gutes tun wollen, dann legen Sie unser Buch erst einmal zur Seite. Gehen Sie zu Ihrem Arzt und lassen Sie Ihren Vitamin-D-Spiegel bestimmen, bevor Sie auf eigene Faust Ersatzpräparate einnehmen. Wichtig: Es muss der richtige Vitamin-D-Spiegel gemessen werden: der Vitamin 25–OH-Wert (siehe auch im Kapitel „Blut-TÜV", ab Seite 108).

Wir selber haben unseren Vitamin-D-Spiegel schon vor drei Jahren bestimmen lassen, und siehe da: Tina Müller hatte einen Wert von 25 Mikrogramm pro Liter und Susanne von Schmiedeberg gar nur 12 Mikrogramm pro Liter. Der Normbereich liegt aber bei 30 bis100 Mikrogramm pro Liter!

Nachdem wir den ersten Schock überwunden hatten, griffen wir zur Substitution von 20.000 IU zweimal pro Woche (Dekristol-Kapseln, verschreibungspflichtig). Aufgrund der kontinuierlichen Messung unseres Vitamin-D- und des Kalziumwerts wissen wir, dass wir heute einen Spiegel von 65 bis 80 Mikrogramm pro Liter erreichen, und das ohne Nebenwirkungen. Unsere Empfehlung: Es sollte durch Substitution ein Niveau von mindestens 60 Mikrogramm pro Liter gewährleistet sein. Dafür reichen die üblicherweise empfohlenen 1.000 I. E. am Tag nicht aus. Natürlich haben auch wir den Beipackzettel des Präparats studiert und von einer „möglichen Verkalkung" als Nebenwirkung gelesen. Es hat sich jedoch bei keiner der oben erwähnten 5.000 Behandlungen ein erhöhter Kalziumwert als Voraussetzung für Verkalkung eingestellt.

Aus unserer eigenen Erfahrung während der letzten drei Jahre ist unsere Infektanfälligkeit deutlich gesunken. Hatten wir vor der Einnahme des Vitamin-D-Präparats in jedem Winter noch mindestens eine starke Erkältung, kann uns jetzt seit Jahren kein Virus mehr etwas anhaben. Und das, obwohl wir noch nicht mal andere Anti-Aging-„Waffen" und Nahrungsergänzungsmittel ausprobiert hatten!

Letztes Jahr kam eine 46-jährige Patientin in unsere Praxis, die (nebenbefundlich) einen seit 20 Jahren unerfüllten Kinderwunsch hatte. Nach einer kompletten Ernährungsumstellung auf weniger Kohlenhydrate und Vitamin-D-Substitution (20.000 IU zweimal pro Woche) kam sie ein Jahr später wieder in die Praxis: 16 Kilogramm leichter, Vitamin-D-Spiegel hoch und mit dem ersten Kind schwanger.

Das sind doch schöne Momente im Leben von Ärztin und Patientin!

Inzwischen können wir schon beim bloßen Anblick unserer Freunde und Be-
kannten deren Vitamin-D-Spiegel erahnen. Wir schließen sogar Wetten darauf
ab! Danach wird die fragliche Person zur Blutabnahme „motiviert", und anschließend müssen – je nach Ergebnis – die Wettschulden eingelöst werden.

MERKE

DAS WICHTIGSTE AUF EINEN BLICK

→ Lassen Sie Ihren Vitamin-D-Spiegel im Blut bestimmen und
   nehmen Sie bitte ohne eine vorherige Messung Ihres aktuel-
   len Werts nichts ein!
→ Im Winter brauchen Sie mehr Vitamin D als im Sommer.
→ Nehmen Sie Ihr Vitamin D das ganze Jahr über regelmäßig ein.
→ Sie brauchen keine Angst vor einer Überdosierung zu haben,
   denn Sie können Ihren Vitamin-D-Wert ja regelmäßig feststellen lassen.

OMEGA-3-FETTSÄUREN – OHNE DIE GEHT GAR NICHTS!

Sie haben ja – so hoffen wir jedenfalls – im Kapitel „Fettreich" schon viel gelernt! Vieles, was Sie (und auch wir!) über Fette wussten, wie z. B. über ungesättigte, einfach und mehrfach ungesättigte Fettsäuren, sehen Sie jetzt sicherlich mit anderen Augen.

In diesem Kapitel möchten wir Ihnen die Omega-3-Fettsäuren buchstäblich
„ans Herz" legen.
Die Omega-3-Fettsäuren gehören zu den mehrfach ungesättigten essenziellen Fettsäuren (d. h. sie müssen dem Körper von außen zugeführt werden).
Wir selbst setzen sie über entsprechende Kapseln zu. In der Kapselform sind
die labilen Omega-3-Fettsäuren vor Oxidation geschützt. Eines möchten wir

dabei allerdings noch einmal betonen: Wir benötigen die essenziellen Fettsäuren tatsächlich, weil sie unser Körper nicht selbst herstellen kann, aber nicht in Unmengen!

Omega-3-Fettsäuren können Sie entweder aus Fischölkapseln zusetzen oder aus Krillöl, das aus dem antarktischen Kleinkrebs Krill gewonnen wird. Bei Fischöl ist entscheidend, dass es rein und hochwertig ist (unsere Empfehlung: MorEPA Plus). Nach neuesten Erkenntnissen ist das Krillöl noch wirksamer, da es vom Körper besser aufgenommen und besser verdaut werden kann. Wir selbst nehmen täglich eine Kapsel mit 1.000 Milligramm zu einer Mahlzeit ein. Warum? Dazu für Sie eine sehr nette Geschichte: Die Inuit-Indianer ernähren sich traditionell hochkalorisch, extrem fett- und cholesterin- sowie eiweißreich. Dafür enthält ihre Nahrung aber nur wenig Ballaststoffe und viele mehrfach ungesättigte Fettsäuren (Omega-6-Fettsäuren). Aus der Sicht mancher Ernährungsexperten wären das tolle Voraussetzungen zur Entwicklung einer Arteriosklerose. Aber die Inuits kennen keine Arteriosklerose, keine Herz-Kreislauf-Erkrankungen und keine Herzinfarkte, weil sie extrem Omega-3-reiche Kaltwasserfische essen. Interessanterweise steigt bei Inuits die Infarktrate sofort an, sobald sie die westliche Lebensweise übernehmen.

Die guten Omega-3-Fette (EPA und DHA) haben besonders gesundheitsfördernde Eigenschaften:

- Entzündungshemmung
- Blutdrucksenkung
- Senkung des Triglyceridspiegels im Blut
- Verringerung der Schmerzübertragung
- Stimulierung der Immunabwehr

Für den Fall, dass Sie keine Omega-3-Kapseln schlucken wollen, präsentieren wir Ihnen hier eine Tabelle der Fische, die Sie wunderbar als Omega-3-Quelle einsetzen können. Man sollte täglich rund 1.000 bis 1.500 Milligramm Omega-3-Fettsäure zu sich nehmen, dem entsprächen im Durchschnitt jeweils 100 bis 200 Gramm der nachfolgend aufgelisteten Fischarten.

Fische und ihr Anteil an Omega-3-Fettsäuren (in Gramm pro 100 Gramm)[24]

- Makrele   1,6 bis 2,3
- Hering   1,1 bis 2,4
- Thunfisch   2,0
- Lachs   1,2
- Forelle   0,9
- Kabeljau   0,3

MERKE

DAS WICHTIGSTE AUF EINEN BLICK

→ Omega-3-Fette sind essenziell, d. h., sie müssen dem Körper von außen zugeführt werden – aber bitte immer in Maßen, nicht in Massen!

→ Omega-3-Fettsäuren schützen Ihre Gefäße und wirken entzündungshemmend.

→ Sie erhöhen Ihren guten HDL-Cholesterinwert.

→ Nehmen Sie Fischöl- oder Krillöl-Kapseln einmal täglich zu einer Mahlzeit ein.

ANTIOXIDANTIEN – DER MENSCHLICHE ROSTSCHUTZ

Um Ihnen den hohen Stellenwert der Antioxidantien wirklich vermitteln zu können, müssen wir zum besseren Verständnis vorher ein paar Punkte klären.

Oxidativer Stress und freie Radikale

Viele von Ihnen haben sicher schon von Antioxidantien gehört und davon, dass diese Wirkstoffe den Alterungsprozess hinauszögern können. Aber was genau läuft da eigentlich ab? Im Zuge des normalen Stoffwechsels entstehen in unseren Zellen Sauerstoffmoleküle, denen ein (paariges) Elektron fehlt. Man nennt diese Moleküle freie Radikale. Infolge ihrer fehlenden Elektronen sind sie sehr reaktionsfreudig, d. h. sie streben danach, die fehlenden Elektronen durch Reaktionen mit anderen Molekülen auszugleichen. Das macht sie zu aggressiven Radikalen, die imstande sind, wichtige Zellen und Zellstrukturen (DNA, RNA sowie Proteine und Lipide) zu schädigen. Aus diesen geschädigten Zellen bildet sich allmählich eine Ansammlung von „Zellschrott", die ständig größer wird und dadurch den Alterungsprozess beschleunigt. Freie Radikale kommen leider auch in unserer Nahrung vor. Hier eine kleine „Salami-Geschichte" für Sie, um Ihnen das Thema Radikalbildung noch anschaulicher vor Augen zu führen.

Ursächlich für das Ranzigwerden beispielsweise von Ölen sind die freien Radikale – das haben Sie schon im Kapitel „Fettreich" erfahren. Wussten Sie aber, dass bei der Herstellung von Salami der Speck und das Schweinefleisch zusammen durch den Fleischwolf gedreht werden? Durch das Zerquetschen von Fleisch und Speck reagieren die im Restblut vorhandenen Metalle und das Fett des Specks mit Sauerstoff und UV-Licht. Die Fettsäuren des Specks werden beschleunigt oxidiert, Folge: Die Salami wird ranzig. Um aber das schnelle Ranzigwerden der Wurst zu verhindern, werden der Salami heute oft Antioxidantien (wie z. B. Vitamin C) zugesetzt. Auch versucht man, mit luft- und UV-Licht-dichten Hüllen als Verpackung einem „Ranzigwerden" der Wurstwaren entgegenzuwirken. Wer wird schon eine blass-gräuliche Salami aus dem Kühlregal nehmen und kaufen? Unmittelbar nach dem Öffnen der Packung oder dem Anschneiden der Wurst beschleunigt sich der Oxidationsprozess. Es dauert nicht lange, und dann ist ihre schöne „gesunde" Farbe verblasst. Daher macht es absolut Sinn, bei Salami und anderer Wurst, die schon länger offen daliegt, wenigstens den Anschnitt wegzuwerfen.
Besonders hoher oxidativer Stress für den Körper entsteht, wenn oxidierte Fette und Öle mit der Nahrung aufgenommen werden.
Wir können das Anwachsen des Zellschrottbergs bzw. den hohen oxidativen Stress aufhalten, vielleicht sogar verhindern, indem wir Antioxdantien mit unserer Nahrung zu uns nehmen.

Dazu gehören Tocopherole (Vitamin E), Ascorbinsäure (Vitamin C) und Karotinoide (Lutein, Betakarotin, Lycopin und Canthaxanthin). Darüber hinaus gibt es sogenannte indirekt wirkende Antioxidantien, die ihre Aufgaben in unserem Körper erfüllen (Vitamin A, Selen, das Co-Enzym Zink, Vitamin B_1 etc.). Jedes Antioxidans hat seinen speziellen Wirkort im Körper, wo es seine Zellschutzwirkung optimal entfaltet. Mit anderen Worten:

Je breiter gefächert der antioxidative Schutz, desto besser die antioxidative Wirkung und desto langsamer der Alterungsprozess.

Viele Patienten unserer Praxis sagen beim Thema Nahrungsergänzungsmittel: „Ach, wozu soll ich denn Tabletten schlucken, ich ernähre mich doch ausgewogen!" Und deshalb möchte wir hier eine Lanze für die Substitution mit Nahrungsergänzungsmitteln brechen.

Sie können die Antioxidantien und Co-Vitamine/-Enzyme natürlich über Ihre Nahrung aufnehmen. Dies ist unserer Meinung nach aber nicht gerade einfach zu praktizieren – wir haben es selbst ausprobiert. Wir zählen Ihnen hier mal ein paar Fakten und Zahlen auf, damit Sie eine Vorstellung davon bekommen, wie schwierig das ist:

- **Antioxidantien:** Sie müssten pro Tag mehrere Riesenportionen an Obst (insbesondere Beeren, Zitrusfrüchte) und Gemüse (Tomaten, Kohl, Karotten) als Rohkost zu sich nehmen.
- **Vitamin E:** Die Aufnahme mit den Ölen gestaltet sich schwierig (das wissen wir und Sie inzwischen auch), da durch die Oxidation das Vitamin E verloren geht.
- **Vitamin D:** Hier haben Sie ja auch inzwischen schon gelernt, dass Sie täglich nackt in der Mittagssonne liegen (in unserem Breitengrad ganzjährig unmöglich) oder täglich bis zu 1,5 Kilogramm Seefisch essen müssten.
- **Resveratrol:** Ist zwar im Rotwein enthalten – doch die ausreichenden (Un-) Mengen Wein können/dürfen Sie gar nicht trinken!

- **Polyphenole:** Stecken im grünen Tee – guten Nutzen könnten Sie erreichen, wenn Sie über den Tag hinweg 10 bis 15 (!) Tassen trinken.

Diese Liste ließe sich unendlich fortsetzen ... Glauben Sie uns: Wir haben versucht, uns mehrmals täglich mit Rohkost, Fisch, zusätzlich Öl etc. „vollzustopfen" – das ist einfach nicht konsequent durchzuhalten! Das Einzige, was uns leichtfällt, ist der massenhafte Konsum von grünem Tee! Aber die Polyphenole allein bringen es ja auch nicht ...

Wir wussten, dass wir unsere „Rundumversorgung" möglichst unkompliziert handhaben und sie auf diese Weise auch sicherstellen wollen. Deshalb substituieren wir ein „Gesamtpräparat". Sein Name ist Programm: Life Extension Mix (Website: de.lef.org).

Wir wollen Ihnen aber trotzdem noch einige Antioxidantien/Radikalfänger im Detail vorstellen, damit Sie sich Ihre Nahrungsergänzungsmittel auch selbst zusammenstellen können.

Wichtige Antioxidantien/Radikalfänger

- **Vitamin E (Tocopherole):** 200 bis 800 I. E. werden empfohlen. Hierbei sollten Sie wissen, dass man das d-alpha-Tocopherol am besten mit einer Mischung aus d-gamma-Tocopherol einnimmt. Hierauf sollten Sie unbedingt achten! (Dr. Hittich „SUPER VITAMIN E MAX" enthält alle vier (d-alpha-, beta-, gamma-, delta-) Tocopherole).
- **Vitamin C (Ascorbinsäure):** Die Empfehlung liegt bei 400 bis 3.000 Milligramm täglich. Es ist wasserlöslich und kann als reines Pulver in alles Mögliche eingerührt werden. Wer jedoch die Säure in der Ascorbinsäure im Magen nicht verträgt, sollte auf ein Präparat umsteigen, das die Säure der Ascorbinsäure mit Natron neutralisiert.
- **Karotinoide:** Oft werden hier nur die Betakarotine empfohlen, doch es gibt verschiedene Formen (Alpha- und Betakarotin, Lycopin, Lutein und die Xanthine), die ihre Wirkung auch entsprechend an verschiedenen Orten im Körper entfalten. Lycopin beispielsweise kommt konzentriert in Tomaten vor und ist in Prostata und Hodengewebe besonders reichlich vorhanden.

Betakarotin findet sich bei Frauen hauptsächlich in den Eierstöcken und Xanthin in der Gebärmutter. Dies ist gut zu wissen, denn wenn Sie Karotinoide einnehmen, dann sollten Sie schon alle verschiedenen Formen „erwischen". (Im Life Extension Mix sind sie alle drin.)

○ **Coenzym Q10 (Ubichinon):** ist ein vitaminähnlicher Stoff, ein idealer Radikalfänger, er dient dem Schutz der Zellmembran, der Regeneration von beispielsweise Vitamin C und E, außerdem wirkt er antientzündlich. Der englische Chemiker Dr. Peter Mitchell hat 1978 für seine Forschungen zur Energieumwandlung in Zellen und nicht zuletzt die daraus resultierenden erstaunlichen wissenschaftlichen Erkenntnisse über das Q10 den Nobelpreis bekommen. Q10 ist auch Co-Enzym bei der Energiegewinnung der Zellen, und wir Menschen können Q10 in unserem Körper selbst herstellen. Mit zunehmendem Alter synthetisieren wir aber immer weniger Q10, deshalb sollten wir – vor allem in der zweiten Lebenshälfte – den Stoff zusetzen. Mit 100 Milligramm pro Tag liegen Sie richtig. Wir selbst nehmen das aktivierte Q10/Kaneka QH ein.

○ **Ginkgo biloba:** wirkt über eine Erhöhung der Glutathion-Konzentration im Auge, Ohr und Gehirn (Glutathion siehe weiter unten). Man sollte täglich 100 bis 180 Milligramm zu sich nehmen.

○ **Polyphenole aus Grünem Tee:** täglich 50 bis 200 Milligramm zuführen, das entspricht rund 15 bis 20 Tassen (unsere Empfehlung: Gyokuro-Tee).

Weitere Schutzstoffe gegen die Bildung freier Radikale

○ **Zink:** es reduziert Radikalschäden und stimuliert gleich mehrere Bereiche des Immunsystems. Die optimale Zufuhr für die Altersprophylaxe liegt bei 20 bis 50 Milligramm. Top-Zinklieferanten sind Austern, Krabben, Rindfleisch, Camembert, Walnüsse und Weizenkleie. Es ist jedoch schwierig, die empfohlene Tagesdosis ausschließlich über die Nahrung zu erreichen. Empfehlung: Täglich eine Zinktablette mit mindestens 20 Milligramm.

○ **Selen:** ist ein wichtiger Schutz gegen Herz-Kreislauf-Erkrankungen und einige Krebsarten. Wir empfehlen eine Selen-Dosis von 50 bis 75 ug (ug = 1 Millionstel Gramm) pro Tag. Selen ist vor allem in Seefisch und Meeresfrüchten enthalten. Daher ist bei den meisten Mitteleuropäern die Selen-aufnahme allein über die Nahrung unzureichend.

○ **Glutathion:** wird aus den semi-essenziellen Aminosäuren (siehe im Kapitel „Eiweiß" auf Seite 31) Cystein, Glycin und Glutamin gebildet. Dabei bestimmt das Cystein, wie viel Glutathion produziert wird. Ein Glutathion-Spiegel im Normbereich ist wichtig für unsere immunologische Potenz und damit auch für die Krebsabwehr. Unser Spiegel nimmt im Lauf des Lebens um rund 30 Prozent ab. Gut zu wissen: Cystein sollte immer zusammen mit der dreifachen Menge Vitamin C eingenommen werden, damit das Cystein nicht in das nierensteinbildende Cystin umgewandelt wird. Wir nehmen es täglich als N-Acetyl-L-Cystein 600 Milligramm (ist auch in unserem Life Extension Mix).

○ **L-Carnitin:** enthalten in rotem Fleisch, sollte täglich mit etwa 1.000 Milligramm zugesetzt werden.

○ **Chrom:** empfohlen werden 100 bis 150 Milligramm täglich

○ **Folsäure:** ein bis fünf Milligramm täglich, vor allem wenn Sie ein Kind bekommen möchten, sollte es nicht fehlen.

MERKE

DAS WICHTIGSTE AUF EINEN BLICK

→ Freie Radikale zerstören unsere Zellen, aber wir können sie mithilfe von Antioxidantien neutralisieren.

→ Je breiter gefächert der antioxidative Schutz, desto besser die antioxidative Wirkung, desto langsamer verläuft der Alterungsprozess.

→ Es ist nahezu unmöglich, sämtliche wichtigen Antioxidantien über die Nahrung aufzunehmen.

→ Sie sollten sich die Antioxidantien in Form von Nahrungsergänzungsmitteln zuführen.

HORMONE – ABER BITTE BIOIDENTISCH!

Man kann das Thema dieses Kapitels zunächst einmal philosophisch betrachten: Das Altern ist ein völlig natürlicher Vorgang und damit in seiner ganzen Konsequenz zu akzeptieren, ohne in diesen „natürlichen Alterungsprozess" eingreifen zu wollen. Wenn Sie diese Meinung gefasst haben und unabänderlich daran festhalten wollen und Ihnen eine hormonelle Ersatztherapie im Alter undenkbar erschiene – dann lesen Sie hier einfach nicht weiter.

Eine andere Sichtweise – zu der wir tendieren – betrachtet das Altern auch als natürlichen Prozess. Aber anders als die erstgenannte Meinung, die den Alterungsprozess als eine Art „Spielball/Diktat der Natur" versteht, halten wir es für sehr wichtig, Hormone zu ersetzen, um das Altern hinauszuschieben – und zwar nur mithilfe natürlicher bzw. naturidentischer Hormone. Wir altern, weil wir weniger Hormone produzieren. In der Evolution war es von entscheidender Bedeutung, Nachkommen zu zeugen. Und die Hormone mussten perfekt sein, um das zu gewährleisten. Hatte man aber ein Alter von 35 bis 40 Lebensjahren erreicht und seine Fortpflanzungstätigkeit abgeschlossen, musste Platz geschaffen werden für die Nachkommen – die Älteren gehörten zum „biologischen Abfall", der entsorgt werden musste. Doch inzwischen haben sich die Zeiten geändert, wir bekommen unsere Kinder immer später – und wir werden viel älter … Dafür brauchen wir unsere Hormone noch dringend!

Wussten Sie eigentlich, dass Hormone die auf der Welt am häufigsten verordneten Medikamente sind? Ja, genau! Synthetische Hormone in Form der Antibabypille! Kaum einer sagt etwas dagegen, keiner regt sich auf – viele junge Frauen im gebärfähigen Alter oder auch darüber hinaus schlucken die „Pille". Gut – vielleicht können die synthetischen Hormone im Verein mit Übergewicht und/oder Rauchen Thrombosen verursachen – aber sonst hört man wenig Kritisches.

Es ist sehr interessant, dass die Hormonersatztherapie erst zu dem Zeitpunkt wieder heiß diskutiert wird, wenn Frau in die Menopause bzw. Mann in die Andropause kommt.

„Bloß keine Hormone, die machen doch Krebs, wenn du sie einnimmst!", sagen die einen. Die anderen sagen: „Hitzewallungen, Depression, keine Lust auf Sex – nicht mit mir, also her mit den Tabletten!"

Und hierzu möchten wir einige persönliche Argumente anführen:
- Andere Hormone, z. B. die der Schilddrüse, werden auch ersetzt – wieso dann nicht auch die Hormone der Geschlechtsorgane?
- Oder ein Beispiel aus unserer Praxis: Wir hatten eine etwa 40-jährige Patientin mit einer Nebenniereninsuffizienz, bei der es zum Mangel an den Hormonen DHEA und Cortisol gekommen war. Die Patientin klagte über Lethargie, hatte eine grau-fahle Haut, fühlte sich matt, sie war antriebslos, depressiv und deutlich vorgealtert. Zur Zeit der Vorstellung in unserer Praxis wurde sie lediglich mit Hydrocortison behandelt. Der DHEA-Spiegel in ihrem Blut lag unter einem Zehntel (!) des Normwerts! Wir substituierten bei ihr 25 Milligramm DHEA pro Tag. Und innnerhalb von nur vier Wochen war die Patientin bei der Wiedervorstellung viel fitter, attraktiv, sie hatte Lust, sich wieder zurechtzumachen, Sport zu treiben, mit anderen Worten: Sie war ein ganz anderer Mensch!

Im Alter verringert sich auch – analog zu der Erkrankung unserer Patientin – die DHEA-Produktion der Nebennieren. Weshalb sollten wir hier keine Ersatztherapie durchführen? Nur weil ein Hormonmangel nicht als Erkrankung definiert ist? Weil wir einfach nur altern und dieser „naturgegebene Prozess" eine Behandlung nicht rechtfertigt? *Im Klartext:* Es geht ausschließlich darum, Ihre Hormone auf ein natürliches Niveau zu bringen und sie dort zu halten, und nicht etwa darum, die Werte künstlich überproportional in die Höhe zu treiben!

Mit der Hormontherapie sollten Sie erst mal bei sich selbst ansetzen, und zwar indem Sie Ihre eigene Hormonproduktion steigern! Und wenn Sie schon einige Anregungen aus diesem Buch umgesetzt haben, sind Sie auch schon voll dabei.

Hier eine kleine Zusammenstellung, wie Sie selbst Ihre Hormonproduktion am Laufen halten können:

- Insulinspiegel auf niedrigem Niveau = Wachstumshormonproduktion (hGH) hoch
- Eiweißreiche Kost vor allem abends = Wachstumshormon (hGH) hoch
- Rauchen = Östrogen niedrig
- Großer Bauchumfang bei Männern = Testosteron niedrig
- Alkohol = bei Frauen wird der Testosteronspiegel erhöht
- Alkohol = bei Männern wird der Östrogenspiegel erhöht (Brustwachstum bei Männern!)

Wenn Sie sich an diese Vorgaben halten, können Sie – ohne auch nur eine einzige Tablette zu schlucken – etwas für Ihren Hormonhaushalt tun.

Auch auf die Gefahr hin, uns zu wiederholen: Bei einer Hormonersatztherapie sollten *ausschließlich* naturidentische, sogenannte bioidentische Hormone, zum Einsatz kommen! Sie müssen vor Therapiebeginn Ihren Hormonstatus bestimmen lassen, um eine Referenz zu den Werten während der Substitution zu erhalten.

Die Laborwerte, die bestimmt werden sollten, können Sie direkt im nächsten Kapitel „Blut-TÜV" (ab Seite 106) nachschlagen. Am besten, Sie nehmen das Buch mit zu Ihrem Arzt/zu Ihrer Ärztin und lassen Ihre Hormonspiegel entsprechend bestimmen. Es ist Ihre ganz persönliche Freiheit, sich für die Hormonersatztherapie mit bioidentischen Hormonen zu entscheiden, um lediglich die durch das Älterwerden verursachten „Produktionslücken" aufzufüllen.

BIOIDENTISCHE HORMONE

Bioidentisch heißt „der Natur im Orginal nachgebaut". Genauer: Die bioidentischen Hormone sind zwar pflanzlicher Herkunft, werden im Körper aber genauso verstoffwechselt (1:1) wie die im Körper natürlich vorkommenden Hormone. Die Hormone aus Ihrer „Antibabypille" oder „Wechseljahrspille" sind hingegen synthetisch und haben in ihrer Struktur mit Ihren eigenen Hormonen nichts mehr gemein. Sie werden meist aus Pferdeurin (!) gewonnen und völlig anders verstoffwechselt.

Als Ärztin favorisiere ich die Anwendung der bioidentischen Hormone vor allem als Pflaster, Cremes, Gels, Zäpfchen – also in nicht-oralen Darreichungsformen. Dadurch wird die Leberpassage vermieden und Ihr Körper nicht unnötig belastet. Aber auch die orale Form mit rezeptierten, frisch zubereiteten bioidentischen Hormonen in Kapselform macht bei speziellen Fragestellungen durchaus Sinn.

Welche bioidentischen Hormone und in welcher Darreichungsform sie verabreicht werden können, ist immer im Einzelfall zu prüfen. Jede Therapie mit bioidentischen Hormonen sollte ganz individuell und unbedingt unter ärztlicher Aufsicht erfolgen. Wenn Sie sich informieren (und ggf. therapieren lassen) wollen, wenden Sie sich an einen Arzt, der sich mit der Hormonersatztherapie mit bioidentischen Hormonen auskennt, und lassen Sie sich einen Ihrem aktuell bestimmten Hormonstatus (siehe im Kapitel „Blut-TÜV", Seite 104) entsprechenden Behandlungsplan vorschlagen.

WISSENSWERTES

INDIVIDUELLER BLUT-TÜV – DENN JEDER MENSCH IST ANDERS

D as Gute: Alles, was wir empfehlen, können Sie messen! Sie können alles messen, und zwar im Idealfall vor der Therapie, während der Therapie und jederzeit danach.

Wir möchten Sie vorher darauf aufmerksam machen, dass die Umsetzung aller von uns vorgetragenen Empfehlungen unter ärztlicher Aufsicht erfolgen muss, denn jeder Körper reagiert anders und jeder von Ihnen benötigt eine individuelle ärztliche Betreuung!

In diesem Kapitel legen wir Ihnen dar, welcher Blut-Check Sinn ergibt und erklären Ihnen auch, was die verschiedenen Parameter messen bzw. was die Werte bedeuten. Wir haben in unseren Laborempfehlungen keine Referenzwerte angegeben, denn es gibt viele verschiedene medizinische Labors. Damit Sie auch aus Ihren persönlichen Laborergebnissen entsprechende Schlüsse ziehen können, ist es wichtig, überhaupt Referenzwerte zu haben. Und dass sie Ihnen Ihr Arzt bei Bedarf auch näher erläutert.

Bitte wundern sie sich nicht, dass im Folgenden nur einige bestimmte Laborwerte näher erläutert werden. Wir haben mit Absicht darauf verzichtet, die normalen Check-up-Werte näher zu erklären, da diese zu der Basisdiagnostik einer jeden Blutentnahme gehören.

Wir haben die Spezial-Werte erklärt, die eben nicht zur Basisdiagnostik gehören und bereits frühe Indikatoren für eine nicht optimale Lebensweise sein können. Und glauben sie uns, es ist eine Freude zu sehen, wenn diese Werte durch unser Jungbleiben Programm wieder im Normbereich sind!

BASISWERTE GESUNDHEITSCHECK:

Leberenzyme

GPT, GOT, GGT, Alkalische Phosphatase, LDH , Amylase, Lipase

Fettstoffwechsel

Triglyceride, Cholesterin gesamt, HDL (gutes Cholesterin)

LDL (schlechtes Cholesterin), **Oxidiertes LDL, Homocystein**

Apolipoprotein-E-Genotyp (E3/3: kein Risiko; Aussage über das Risiko an einer Fettstoffwechselstörung und deren Folgen zu erkranken; E-2/2: Risiko Hypertriglyceridämie; E-4/4: Risiko für Hypercholesterinämie und koronare Herzkrankheit)

Apolipoprotein B 100-Mutation zeigt das Risiko für Arteriosklerose und Herzinfarkt an.

Apolipoprotein A und Apolipoprotein B zeigen das Risiko für Arteriosklerose an, dies lässt sich im

Apo B/Apo A-I-Quotienten noch deutlicher darstellen.

Niere

Harnsäure, Kreatinin, Harnstoff, Eiweiß

Und wir empfehlen einen Urinteststreifen

Hormone Frauen

Wichtig: *Die Blutabnahme macht nur am 1. bis 5. Zyklustag (1. bis 5. Tag der Regelblutung) Sinn! Bei speziellen Fragestellungen auch der 21. Zyklustag. Bei Frauen in der Menopause ist eine Blutabnahme jederzeit möglich. Hier werden die Referenzwerte vom jeweiligen Labor angegeben.*

Östron, Östradiol, Progesteron, SHBG (sexualhormonbindendes Globulin)

Freier Androgenindex (Testosteron/SHBG), **DHEA-S** (die in der Nebennierenrinde sulfatierte Form des DHEA beschleunigt den Aufbau von körpereigenem Eiweiß, bitte immer die DHEA-S Form im Labor bestimmen lassen)

Prolaktin, LH (luteinisierendes Hormon, wird im Hypophysenvorderlappen gebildet und wirkt bei Männern und Frauen zusammen mit dem FSH auf die Reifung und Produktion der Geschlechtszellen, also Follikelsprung und Spermienreifung)

FSH (follikelstimmulierendes Hormon, wird ebenso wie das LH im Hypophysenvorderlappen gebildet. *Wirkung bei der Frau:* Bildung von Östrogen und Follikelreifung im Eierstock; *Wirkung beim Mann:* Förderung der Spermienbildung.

Cortisol, Testosteron, Melantonin, Androstendion

sowie die Schilddrüsenhormone: **TSH basal, Freies T3 (fT3), Freies T4 (fT4)**

Hormone Männer

Progesteron, Testosteron, Freies Testosteron, Freier Androgenindex

DHEA-S, LH, FSH, Östradiol, SHBG, Cortisol

DHT (Dehydrotestosteron) **Vorteil:** keine tageszeitlichen Schwankungen

Melatonin

Ebenso die Schilddrüsenhormone: **TSH, fT3, fT4**

Bei Männern zusätzlich prostataspezifische Werte:

Freies PSA: fPSA (freies Prostataspezifische Antigen), **Quotient fPSA/PSA**

Vitamin-D-Bestimmung

Vitamin D$_3$-25-OH *Norm 30 bis 100 Mikrogramm pro Liter*

Blutzucker-Kohlenhydratstoffwechsel-Bestimmung

Nüchternblutzucker (Glukose) *Norm 55-110 Mikrogramm pro Liter*

C-Peptid (wie hoch Ihre eigene Insulinproduktion ist) *Norm 0,8 bis 3,0 Mikrogramm pro Liter*

HbA1C-Wert Langzeitblutzuckerwert

HOMA-Index – Das Verhältnis Nüchtern-Insulin : Nüchtern-Blutzucker gibt lange vor der Entstehung eines Diabetes an, ob Sie eine Insulinresistenz haben. Ihre Werte sollten innerhalb der folgenden Referenz liegen:

< 1 normaler Wert, > 2 Hinweis auf eine Insulinresistenz, > 2,5 Insulinresistenz sehr wahrscheinlich, > 5,0 Werte von Typ-II-Diabetikern.

Spurenelemente

Bestimmung von Eisen:

Eisen im Serum, Ferritin (Eisenspeicherprotein)

Transferrin (Eisenbindendes Transportprotein)

Es sollten immer alle drei Werte zusammen bestimmt werden, um eine konkrete Aussage über Ihren Eisenstoffwechsel zu treffen

Jod, Magnesium, Selen, Zink, Kupfer

Antioxidantien/Vitamine:

Vitamin E, Vitamin C, Vitamin A, Betacarotin, Vitamin H (Biotin/Vitamin B7), Co-Enzym-Q10

Alle B-Vitamin:

B_1 (Thiamin), B_2 (Riboflavin), B_3 (Niacin)

B_5 (Pantothensäure), B_6 (Pyridoxin), B_7 (Biotin)

B_9 (Folsäure), B_{12} (Cobalamin)

hier bitte auch das

Holotranscobalamin HoloTC (aktiviertes B_{12}) bestimmen.

Zusätzlich kann man unter einer Substitution mit Omega bestimmen:

Omega-3-Index (neuster Risikomarker für den Herzinfarkt, hierbei wird das Verhältnis von EPA und DHA zu den Gesamtfettsäuren in den Lipiden der Membranen der roten Blutkörperchen berechnet)

Eicosapentaen-Säure (EPA) EPA und DHA sind die wichtigsten Vertreter der Omega-3-Fettsäuren

Docosahexaen-Säure (DHA)

Alpha-Linolensäure (ALA) (ist essenziell und gehört auch zu den Omega-3-Fettsäuren, wird im Körper u. a. zu EPA verarbeitet, ihr spricht man eine stark entzündungshemmende Wirkung zu)

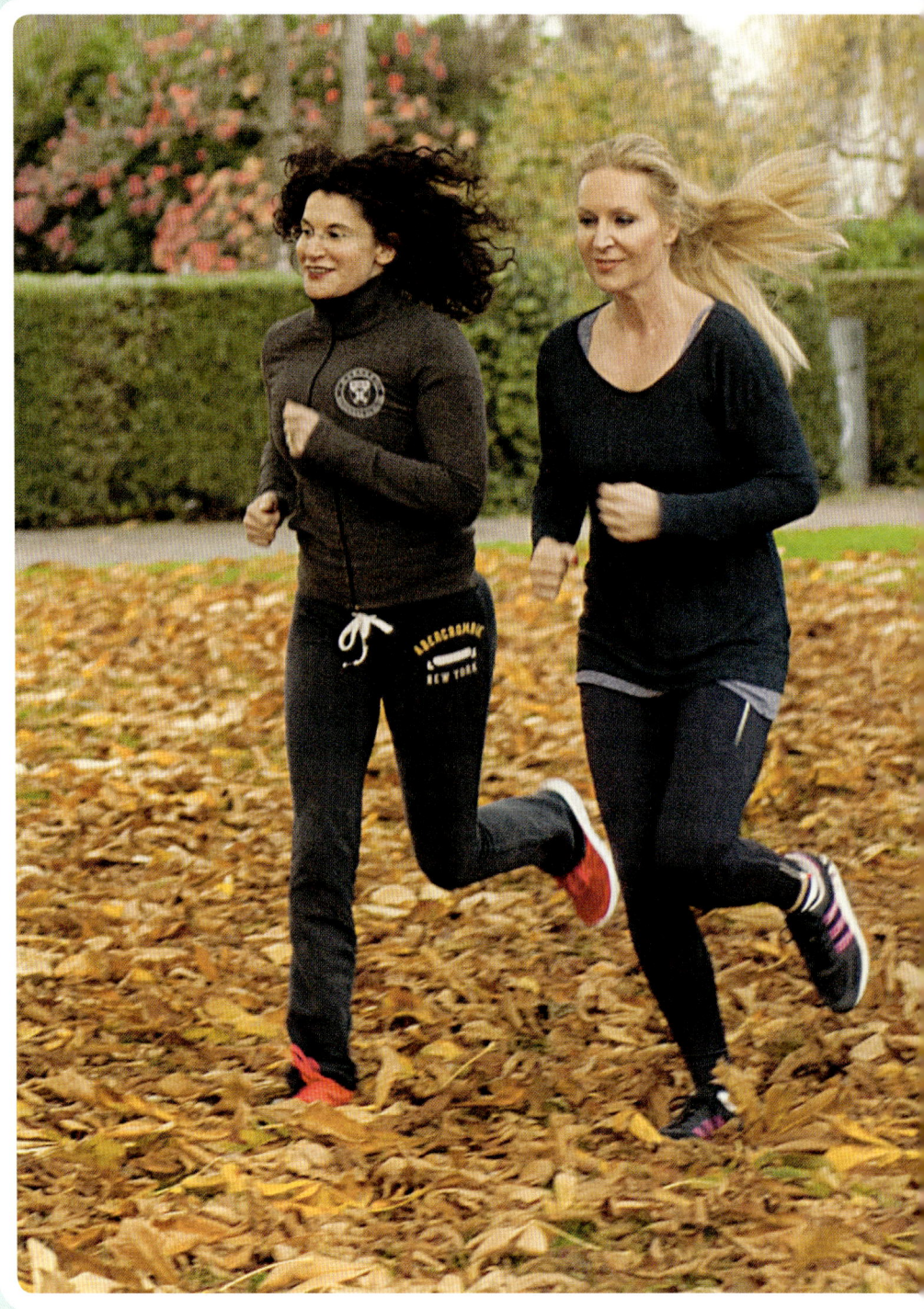

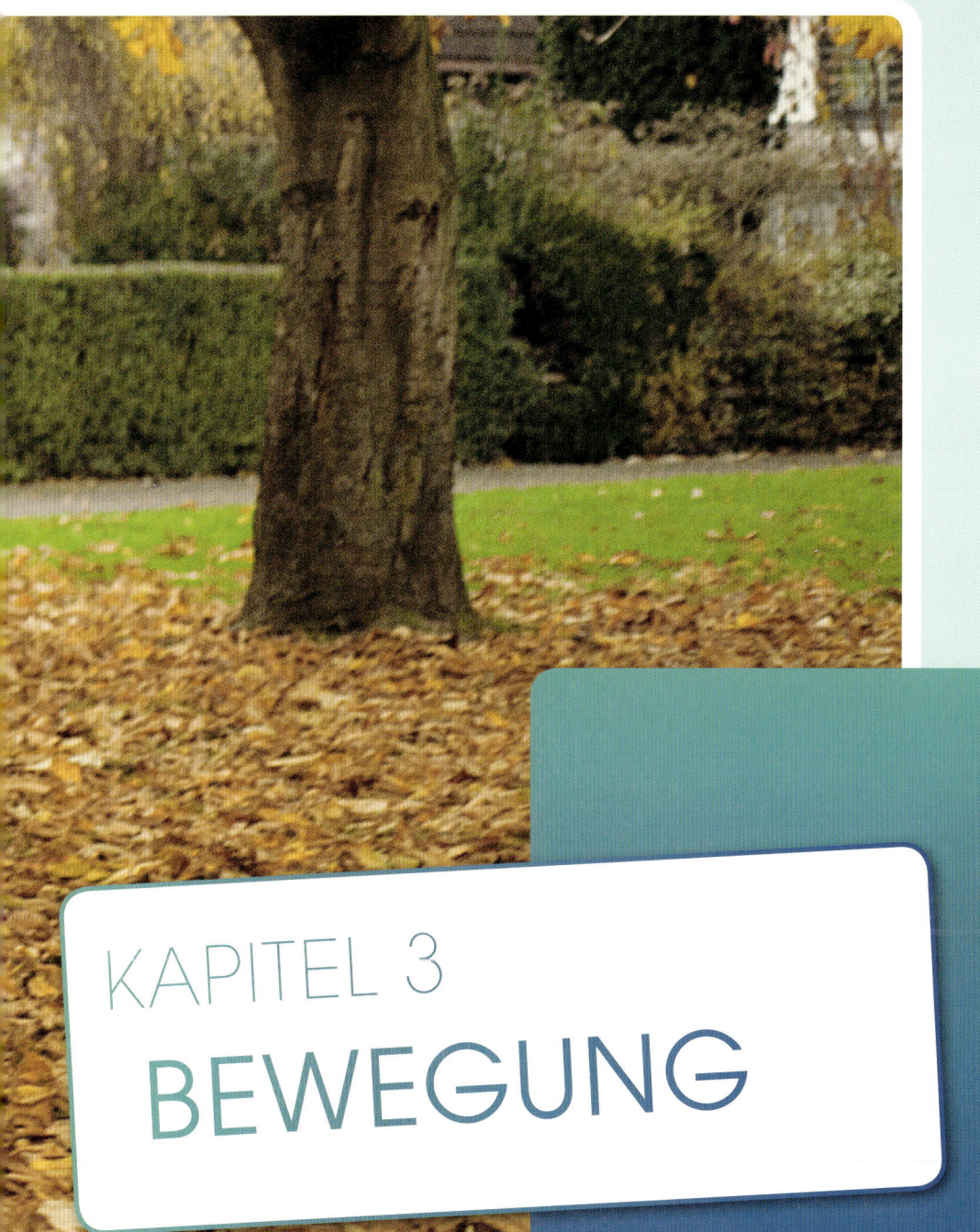

KAPITEL 3
BEWEGUNG

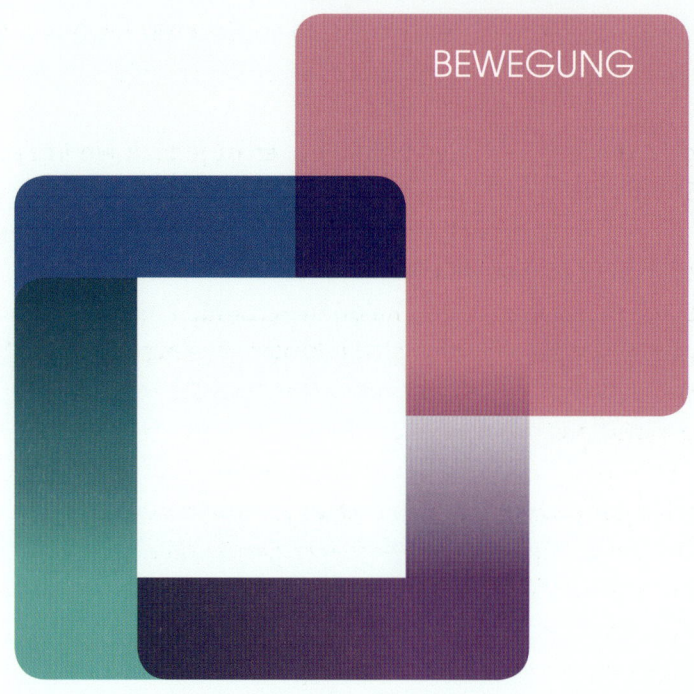

BEWEGUNG

EIN TAG OHNE BEWEGUNG IST EIN TAG WENIGER LEBEN

Dass Bewegung gesund ist, steht außer Frage. Denn der Mensch ist in seiner Grundkonstitution nicht für das lange Sitzen im Büro gemacht. Evolutionsbiologisch ist der menschliche Körperbau auf die Steinzeitlebensweise ausgerichtet und auch darauf zurückzuführen.

Jagen und sammeln! Um ausreichend Nahrung zu bekommen, musste der Steinzeitmensch regelmäßig viel Energie aufwenden. Man kann das Jagen quasi als „Intervalltraining" betrachten. Kurz und heftig, um die Beute im

Sprint zu erlegen, im Wechsel mit lange und ausdauernd, um hinter der Beute herzulaufen. Dazwischen ausgedehnte Ruhephasen, solange, wie die Nahrung reichte.

Bewegung ist gut für die Fettverbrennung, es ist jedoch ein Irrglaube, dass man von Sport sofort signifikant abnähme.

Viele von Ihnen werden auch die Erfahrung gemacht haben, dass wir im Fitness-Studio auf dem Laufband oder Stepper stehen und nach einer halben Stunde gerade mal schlappe 100 Kalorien verbraucht haben. Die haben wir uns schon mit einem halben Marmeladenbrötchen „einverleibt". Das bedeutet, Ausdauersport allein kann die Pfunde nicht zum Purzeln bringen. Es muss eine Kombination aus Ausdauersport, Muskelaufbau und Ernährung sein.

Sport und Bewegung bilden den zentralen Hebel, den man ansetzen muss, um seinen Körper jung, gesund und straff zu erhalten. Regelmäßiger Sport senkt die Risiken bezüglich fast aller Zivilisationskrankheiten: etwa koronare Herzkrankheiten, Diabetes mellitus Typ II, Adipositas (Fettleibigkeit) oder Rückenleiden. Darüber hinaus wirkt körperliche Aktivität lindernd auf die begleitenden Beschwerden fast aller dieser Krankheiten.

Die Ergebnisse des Bundesgesundheitssurvey zeigen aber, dass sich die meisten Menschen gegenteilig verhalten: Derzeit sind 30 Prozent der Erwachsenen körperlich kaum aktiv, 45 Prozent machen gar keinen Sport. Lediglich 13 Prozent erreichen die derzeitige Empfehlung für ein ausreichendes körperliches Aktivitätsniveau.

Tina Müller hat in ihrer Jugend sehr viel Sport getrieben und den ganzen Tag auf dem Tennisplatz verbracht: „Davon habe ich die ersten Jahre im Beruf gezehrt, nachdem ich mein Sportlevel drastisch heruntergefahren hatte. In meinen ersten zehn Karrierejahren habe ich „reingepowert" und die meiste Zeit im Büro verbracht und viel zu viele Kohlenhydrate gegessen. In den Dreißigern verzeiht das einem der Körper noch einigermaßen, wenn man sich die 20 Jahre davor viel bewegt hat und sportlich war. Nach einem anstrengenden Bürotag hatte ich das Gefühl, mich auf dem Sofa besser regenerieren zu können, statt mich noch aufzuraffen und zum Sport zu gehen. Der innere

Schweinehund war einfach zu mächtig und der körperliche Verfall noch nicht weit genug fortgeschritten, als dass ich wachgerüttelt worden wäre. Wenn ich dann am Wochenende Sport getrieben habe, habe ich mich danach immer sehr gut gefühlt und war froh, dass ich mich dazu aufgeschwungen hatte."

Das Geheimnis: Man muss sich die positiven Wirkungen sportlicher Aktivitäten deutlich zu Bewusstsein bringen und hauptsächlich den Sport betreiben, der einem auch richtig Spaß macht.

Wenn Sie die 40 bereits überschritten haben, bleibt Ihnen keine andere Wahl, als für ein wirksames Anti-Aging mit einem Sportprogramm zu beginnen. Warum das so ist, klären wir in den folgenden Abschnitten. Wer einmal verstanden hat, wie Altern und Bewegung zusammenhängen, kann sich sein ganz persönliches Sportprogramm zusammenstellen und wird damit signifikant langsamer altern.

Unzureichende Belastung beschleunigt das Altern, deshalb ist es grundfalsch, den Grad der Belastung dem Alter anzupassen, sondern im Gegenteil: Je älter wir werden, desto stärker sind wir darauf angewiesen, die Leistungs- und Anpassungsfähigkeit unseres Körpers zu unterstützen und zu fordern. Wir brauchen also mit Mitte 40 mehr und ein effektiveres Training als mit Mitte 20.

MUSKELKRAFT IST LEBENSSAFT

Beim Sport kann man prinzipiell zwei verschiedenen Kategorien unterscheiden, die beide harmonisch zusammenlaufen: *Ausdauertraining sowie Muskel- und Krafttraining.*
Die meisten Frauen in unserem Bekanntenkreis konzentrieren sich auf das Ausdauertraining. Sie joggen regelmäßig oder gehen im Fitnessstudio auf den Stepper. Auch viele Männer, vor allem Manager, konzentrieren sich auf

die Ausdauer, gerade wenn sie einen stressigen Büroalltag haben. Denn seine Laufschuhe kann man überallhin mitnehmen und direkt loslaufen. Besonders beliebt (und prestigeträchtig!) ist das Marathontraining mit anschließendem Marathonlauf – am besten in New York oder Berlin.

Verstehen Sie uns bitte nicht falsch: Ausdauertraining ist prima, denn Bewegung verlängert das Leben und verringert das Risiko von Herz-Kreislauf-Erkrankungen.

Ausdauersport erhöht die Anzahl fettverbrennender Mitochondrien in den Muskeln und regt die Produktion fetttransportierender Enzymwerkzeuge an.

Ausdauertraining allein reicht aber nicht aus. Das optimale Verjüngungstraining besteht aus einer Kombination von Ausdauertraining und Muskelaufbau durch Krafttraining.

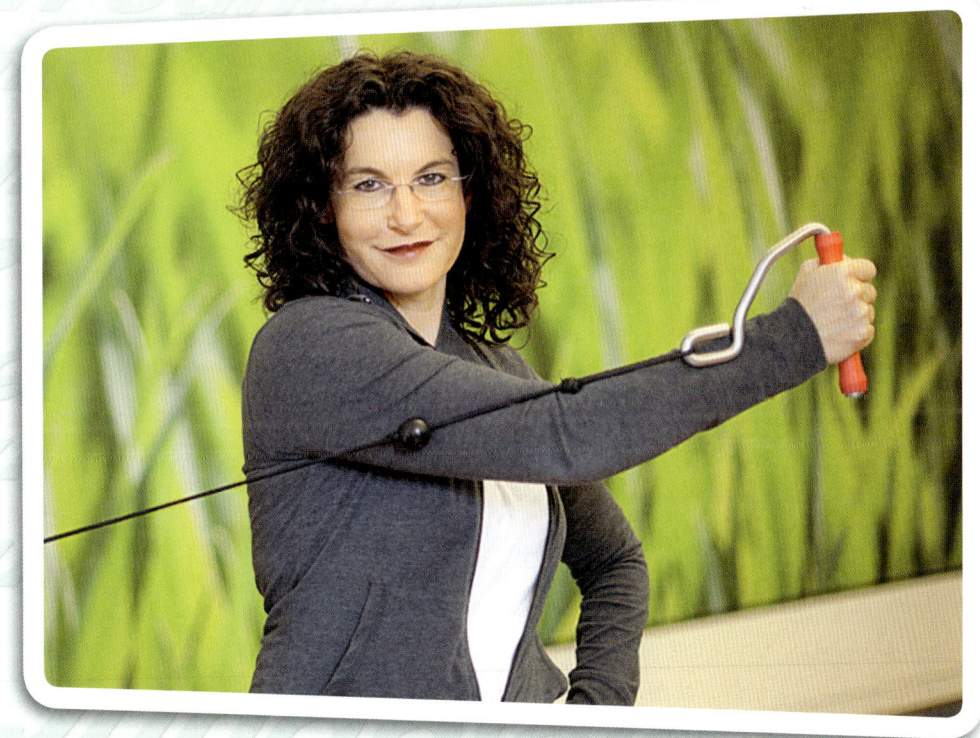

WARUM IST KRAFTTRAINING SO WICHTIG, GERADE FÜR FRAUEN?

Unsere Muskelmasse verändert sich im Lauf unseres Lebens erheblich. 70-Jährige haben – im Vergleich zu 20-Jährigen – an ihren Beinmuskeln rund 75 Prozent weniger Durchmesser. Ab dem 40. Lebensjahr nimmt die Kraft rapide ab. Beim Fett ist es genau umgekehrt: je älter, desto höher der Fettanteil. Die Körperzusammensetzung wandelt sich: weg von leistungsfähiger Muskulatur hin zu mehr Fett und Bindegewebe. Außer durch hormonelle Umstellungen im Körper werden diese Altersveränderungen durch Mangel an körperlicher Belastung und Aktivität bewirkt. Die Abnahme der Muskelmasse verstärkt die schädlichen Effekte des Kohlenhydratstoffwechsels, wie wir im Kapitel „Ernährung" bereits ausgeführt haben. Denn mit weniger Muskulatur stehen uns auch weniger Kapazitäten zur Aufnahme des Blutzuckers zur Verfügung. Folge ist die Erhöhung der Insulin- und Zuckerbelastung des Organismus. Beides sind entscheidende Verursacher von Alterung.

Wie Studien an Teilnehmern im Lebensabschnitt zwischen 40 und 70 Jahren ergeben haben, können typische Altersverläufe bei optimaler körperlicher Belastung um rund 50 Prozent reduziert werden. Es zeigte sich auch, dass gut trainierte Menschen, selbst wenn sie rauchen (!) oder ihr Blutdruck mäßig erhöht ist, immer noch eine geringere Sterblichkeitswahrscheinlichkeit haben als inaktive Nichtraucher oder Menschen mit normalem Blutdruck.

Unsere Muskeln und Knochen brauchen zur Erhaltung ihrer Jugendlichkeit intensive Druck-, Stoß- und Zugkräfte. Daher reicht sportliche Bewegung in Form von Laufen oder Schwimmen nicht aus.

Muskeln verbrauchen Energie und stimulieren damit den Stoffwechsel insgesamt: je mehr Muskeln, desto nachhaltiger die Energieumsatzsteigerung, desto weniger Gewichtsprobleme. Muskelaufbau und körperliche Aktivität erhöhen die Sensitivität des Organismus gegenüber Insulin. Weil mehr Sensitivität eine schnellere und vor allem effektivere Regulation bedeutet, vermindert sich auf diese Weise die Belastung des Körpers durch Blutglukose und

Insulin. Eine dauerhaft reduzierte Zucker- und Insulinbelastung ist – wie Sie wissen – ein Hauptschlüssel zur Gesunderhaltung und zur Verlangsamung des Alterungsprozesses.

Die absolut gute Nachricht: Bis zum Alter von 80 Jahren wird die reduzierte Glukoseintoleranz mehr durch zu geringe körperliche Aktivität verursacht als durch alle biologischen Alterungsvorgänge zusammen.

Je häufiger und je intensiver die Belastung beim Sport ist, desto eher werden Schäden durch Zucker und Insulin vermieden. Ein trainierter Körper braucht weniger Insulin, der Stoffwechsel wendet sich nach dem Essen ganz automatisch Richtung Muskulatur und Fettverbrennung. Bei Untrainierten geht er Richtung Fettspeicher – und das bei absolut identischer Nahrungsmenge.

Muskelkraft wird mit zunehmenden Alter immer wichtiger, auch als Schutz vor Knochenbrüchen. Muskelkraft lässt sich sogar bis zum achten Lebensjahrzehnt noch aufbauen! Ein achtwöchiges Training verbesserte die Beinmuskelkraft von Testpersonen im Alter von 86 bis 96 Jahren um 175 Prozent!

Durch Muskeltraining lässt sich auch die Ausschüttung von Hormonen stimulieren, eine Verjüngungskur der besonderen Art. Muskeln sind auch unsere wichtigsten Motoren für die Verbrennung von Körperfett. So erweist sich Krafttraining mit Muskelaufbau im Vergleich zum Kardiotraining als besserer „Schlankmacher", obwohl während des Krafttrainings Fett nicht unmittelbar als Brennstoff genutzt wird. Je mehr Muskulatur Ihnen zu Verfügung steht, desto größer ist Ihr Potenzial zur Fettverbrennung.

Das Fett verbrennt im Feuer der Muskulatur!

Für uns Frauen also ein Grund mehr, ein Krafttraining zu absolvieren, denn Muskelaufbau ist mittelfristig die erfolgreichste Strategie, um durch die Nutzung von Muskelmasse als zusätzlicher Verbrennungsmaschine Fett abzubauen und schlank zu bleiben. Die Gruppe mit dem größten Problem, Fett loszuwerden, besteht aus Frauen mittleren Alters, die bereits eine Diät nach der anderen ausprobiert haben. Den Ausweg aus dem Teufelskreis mit dem Jo-

Jo-Effekt finden sie natürlich nicht durch weitere Diäten, sondern nur mithilfe körperlicher Aktivität – aber es muss die richtige sein: Krafttraining anstatt nur Kardiotraining.

Herkömmliche Diäten führen geradewegs zum Verlust von Muskulatur, denn beim Abnehmen durch Kalorienbeschränkung werden – wenn man nicht gleichzeitig Krafttraining betreibt – als Erstes Muskeln abgebaut. Wenn die betreffende Person hinterher wieder normal isst, jetzt aber weniger Muskeln vorhanden sind, lassen sich die Kalorien stärker denn je auf den Hüften nieder – als Speck!

Merke: Je mehr Muskeln Sie haben, desto schöner, schlanker und gesünder sind Sie! Der Anti-Aging-Faktor schlechthin!

WIE VIEL SPORT IST MORD?

Treiben Sie möglichst dreimal pro Woche Sport und versuchen Sie, dabei sowohl Ihre Ausdauer zu trainieren als auch Ihre Muskeln zu stärken! Uns hat am Anfang ein individuelles Personal Training geholfen, überhaupt in die Startlöcher zu kommen und unsere inneren Schweinehunde zu überwinden. Wählen Sie Sportarten, von denen Sie sich angezogen fühlen und die Sie vielleicht auch mit anderen Menschen gemeinsam ausüben können. Gehen Sie zusammen mit Ihrer besten Freundin oder Ihrem besten Freund zum Sport. Dann können Sie beim Sport gleich alle News austauschen und sich über interessante Dinge unterhalten und zusammen lachen. Nur wenn Sie beim Sport auch Freude und Spaß haben, werden Sie dabeibleiben.

Nach den neuesten wissenschaftlichen Erkenntnissen ist das Intervalltraining die effektivste Art von Ausdauersport. Wie damals die Steinzeitmenschen auf ihrer Jagd nach Nahrung wechseln Sie hier die Belastung und erhöhen dadurch – im Vergleich zu einem gleichmäßigen Trainingsablauf – deutlich Ihre Herzkapazität.

Konkret heißt das: Wenn Sie joggen, dann joggen Sie mit unterschiedlichen Geschwindigkeiten und legen Sie zwischendurch immer wieder einen Sprint ein, um Ihren Puls richtig hochzutreiben.
Wenn Sie im Fitnessstudio auf dem Stepper stehen, dann wählen Sie das Intervallprogramm mit wechselnden Wattzahlen. Dasselbe gilt für das Fahrradfahren. Fahren Sie mal schnell und mal langsam, mal bergauf und mal bergab. Es ist sinnvoller, ein 30- bis 45-minütiges Intervalltraining zu absolvieren, anstatt 45 Minuten monoton mit derselben Geschwindigkeit zu laufen. Ihre Fitness wird sich durch das Intervalltraining signifikant stärker und schneller verbessern.

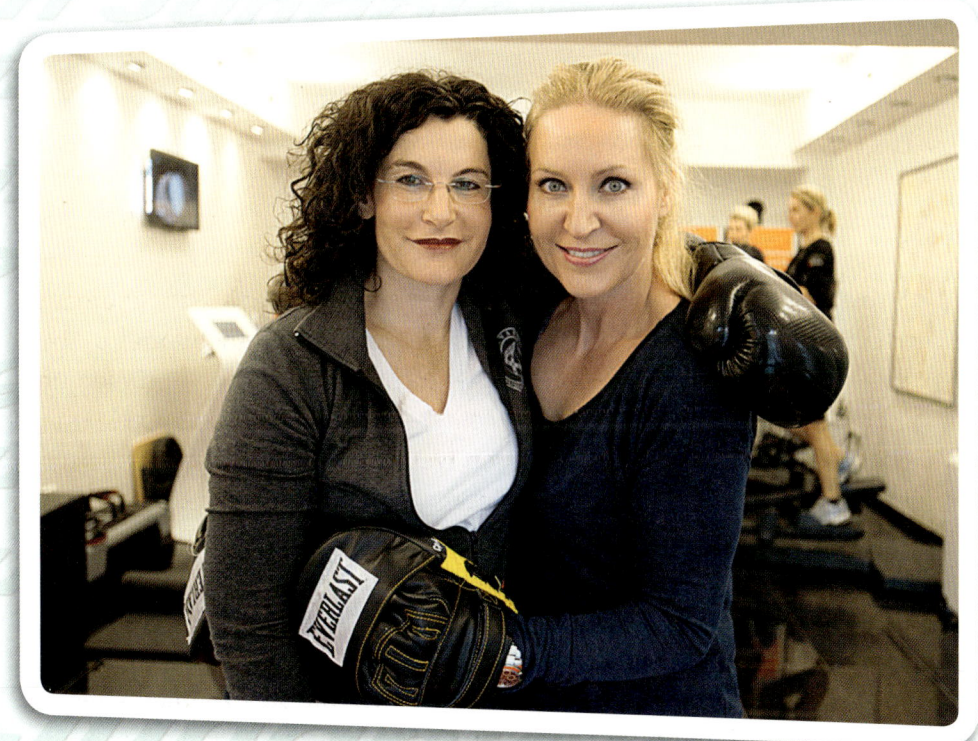

Als Golferin (Tina Müller) ist mir bewusst, dass dieser Sport einen wunderbaren mentalen Ausgleich darstellt und jede Bewegung besser ist als keine Bewegung. Spielen Sie jedoch 18 Löcher auf einem ebenerdigen Platz, reicht das nicht aus, um Ihren Puls mal richtig hochzujagen.

Gehören Sie zu den Nordic Walkern, dann achten Sie auch hier darauf, dass Sie auch ausreichende Strecken bergauf laufen, um Ihren Puls richtig anzukurbeln. Wenn man an seiner Ausdauer arbeiten will, ist Joggen die effizienteste Methode. Sie müssen sehr viel länger Nordic Walken oder Fahrrad fahren, um dieselbe Wirkung zu erzielen wie beim Joggen.

Im Fitnessstudio können Sie beim Fahrrad fahren und auf dem Stepper den Grad Ihrer Anstrengung sehr gut über die Wattzahl bestimmen und ebenfalls in kurzer Zeit sehr respektable Trainingseffekte erreichen.

Im Fitnesscenter eines Ferienklubs begegneten wir einer etwa 80-jährigen Dame – sie trainierte auf dem Stepper neben uns. Sie war uns deshalb aufgefallen, weil von dem Stepper ächzende Geräusche ausgingen, die aber nicht etwa die Dame abgab, sondern das Gerät! Ich (Susanne) sprach die Dame an und meinte, ihr Stepper könne vielleicht defekt sein. Die Dame antwortete darauf mit einem sportlich sehr wertvollen Kommentar. O-Ton: „ Schätzchen, mit der Wattzahl auf deinem Gerät, da kannst du noch 100 Jahre treten, ohne dass sich ein Fitnesseffekt einstellt." Beim näheren Hinsehen stellten wir fest, dass die Dame die Wattzahl ihres Steppers auf „maximal" eingestellt hatte – das ist vergleichbar mit Stufe 16. Emsig trat sie in die Pedale, jedoch nur zehn Minuten lang.

Was lernten wir daraus? Es ist besser, kurz und heftig zu trainineren, statt lange mit geringer Anstrengung. Denn die Muskeln brauchen einen Reiz, um sich zu entwickeln. Eine effiziente Variante, etwas für seine Ausdauer und zugleich für seine körperliche Attraktivität zu tun, bietet der Treppenstepper „Stairways", ein Gerät, das Treppensteigen simuliert und dabei gleichzeitig Durchhaltevermögen und Pomuskeln trainiert. Und welche/r Frau/Mann möchte keinen straffen und knackigen Po?

Unser Kraftraining im Fittnesstu-
dio startet immer mit einer kurzen
zehn Minuten Aufwärmphase auf
z. B. dem Stepper und endet immer
mit einer Ausdauerphase von 20-30
Minuten Intervalltraining (Stepper,
Fahrrad, Laufband etc.).
Beim Personal Training gehen wir
auch zunächst zum Aufwärmen auf
den Crosstrainer.

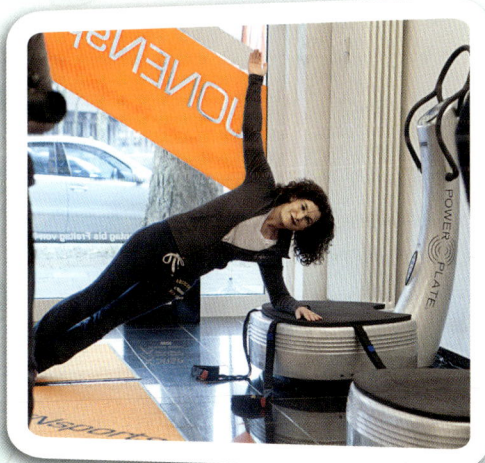

Dazwischen legen wir immer auch
Joggingrunden in der freien Natur
ein, vor allem am Wochenende.
Wichtig: Muskelaufbau-Training nicht vergessen!

Das Krafttraining kann man auf sehr verschiedene Arten gestalten. Es sollten kurze intensive Einheiten von 30 bis 60 Minuten sein, zwei- bis dreimal
pro Woche. An Maschinen, mit Bändern, im Liegestütz oder auf der Power-
plate. Probieren Sie aus, was Ihnen
am meisten liegt.
Das Gute: Sie brauchen nur wenige
Wiederholungen auszuführen, diese
jedoch mit dem für Sie maximalen
Gewicht. Es hat keinen Zweck, eine
1-Kilo-Hantel 30-mal zu schwingen!
Frauen sollten zu den 5-Kilo-Hanteln
greifen und drei Sätze à zehn Wiederholungen machen. Also wenig, aber
mit viel Belastung. So viel Belastung,
dass der Muskel richtig beansprucht
wird.

Tina Müller:
Susannes Mann sagt immer, bei Frauen sei das Krafttraining dann optimal,
wenn sie sich bei den Übungen vor lauter Anstrengung nicht mehr unterhalten
könnten. Denn das würde etwas heißen!

Es kommt auf die Intensität des Muskeltrainings an, nicht auf die Dauer. Fangen Sie erst mal mit leichteren Hanteln an, nach einigen Wochen werden Sie schon merken, dass Sie deutlich mehr Kilos brauchen, um den Muskel richtig zu ermüden. Haben Sie auch keine Angst vor einem Muskelkater – der zeigt Ihnen an, dass Ihr Training effektiv war!

Oft tritt der Muskelkater allerdings erst am zweiten Tag in Erscheinung … Das mussten wir beim Power-Training mit der Hollywood-Trainerin Jeannette Jenkins erfahren, zu dem man uns eingeladen hatte. Jeannette Jenkins heizte uns eine volle Stunde lang richtig ein. Wir verließen das Trainingscenter guten Mutes und wunderten uns noch am nächsten Tag darüber, dass wir keinen Muskelkater hatten. Am zweiten Tag telefonierten wir dann wieder und bestätigten einander gegenseitig, dass wir kaum aus dem Bett gekommen waren. Ein gutes Zeichen für ein besonders effektives Tiefentraining. Eben Hollywood!

Auch das Krafttraining kann man noch optimieren, indem man die Vor- und vor allem die Rückwärtsbewegung extrem langsam ausführt. Man bezeichnet sie als „Negativbewegung".

Sehen wir uns folgende *Übung* an: An der Maschine auf den nachfolgenden Abbildungen trainieren Sie Schulter- und Armmuskulatur. Bei der Vorwärtsbewegung stemmen Sie das Gewicht im 90-Grad-Winkel. Bei der Rückwärtsbewegung versuchen Sie, den Widerstand möglichst lange zu halten, und führen das Übungsgerät nur sehr langsam zurück. Das ist doppelt effektiv, und Sie werden es spüren. Sie werden bei dieser Trainingsweise nur sehr wenige Durchgänge brauchen, um Muskeln aufzubauen. Und vergessen Sie nicht: Muskeln verbrauchen Energie und verbrennen Fett!

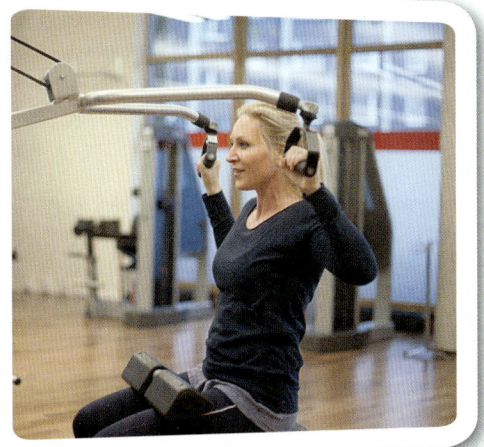
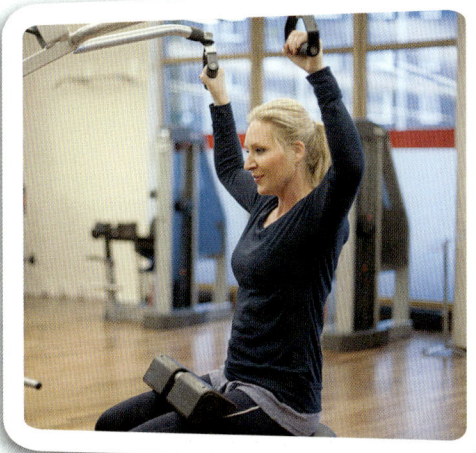

Wenn wir ins Fitnesstudio gehen, absolvieren wir einen Parcours von sechs bis acht Kraftgeräten für unterschiedliche Körperregionen. Ganz wichtig ist der Trizeps, um die sogenannten Winkeärmchen zu vermeiden.

Beim Personal Training haben wir uns für die Power Plate entschieden. Die Power Plate erhöht die Muskelanspannung durch Vibration und verstärkt dadurch den Trainingseffekt. In manchen Studios gibt es „Power-Plate Cybertrainings".
Sie stellen sich auf das Gerät und können auf einer Videoleinwand die Anleitung dazu verfolgen. Das Power-Plate-Training ist so effizient, dass Sie schon in kurzer Zeit eine hohe Wirkung erzielen. Ähnlich der Power Plate funktioniert die „Galileo Plate", sie vibriert aber noch stärker.

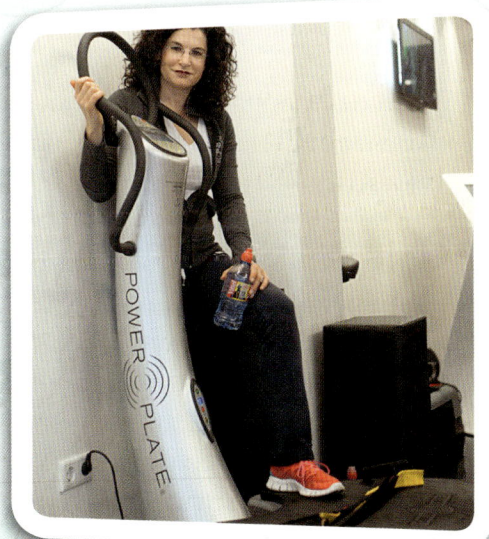

Die meisten Frauen in unserem Freundeskreis machen Yoga und Pilates. Beide sind hervorragend geeignet, um Kraft zu trainieren. Achten Sie beim Pilates jedoch darauf, dass der Muskelaufbau nicht zu kurz kommt und Sie wirklich an Ihre Leistungsgrenzen gehen.

UNSER TRAININGSWOCHENPLAN SIEHT SO AUS:

Ein bis zweimal Personal Training:
30 Minuten Power-Plate-Krafttraining
20 bis 30 Minuten Ausdauertraining

Ein bis zweimal die Woche:
Fitnesstudio mit 40 Minuten Ausdauer- und 60 Minuten Krafttraining
(zwischen den Kraftübungen genügend Pausen einlegen!)

Wenn möglich, einmal die Woche draußen joggen.
Im Sommer am Wochenende Golfen oder Tennis spielen, es geht auch jede andere Sportart im Freien. (Gut für den Vitamin-D- und Melatoninspiegel!)

Viele Frauen befürchten, sie könnten durch das Training zu muskulös werden und dann nicht mehr gut aussehen. Doch keine Sorge: Wir Frauen haben es grundsätzlich viel schwerer, Muskeln aufzubauen als Männer. Männer können schon allein auf der Basis ihres Testosteronhaushalts sehr schnell Muskeln aufbauen. Testosteron ist ein Muskelaufbauhormon. Wir Frauen dagegen müssen 20-mal mehr trainieren, um die gleiche Muskelmasse aufzubauen, denn uns fehlt das Testosteron nahezu vollständig. Bei den von uns vorgeschlagenen Übungen brauchen Sie keine Bedenken zu haben, irgendwann auszusehen wie ein Bodybuilder. Ihr Körper wird dabei „nur" super in Form gebracht, Ihre Silhouette schöner und Ihre Haut straffer.
Wichtig ist auch, dass Sie ins Schwitzen kommen. Dadurch öffnen sich die Poren, und die Haut wird gereinigt. Der perfekte Detox-Effekt.

Muskelboosting mit Eiweiß

Insgesamt werden Sie aber nur dann optimale Effekte erzielen, wenn Sie beim Sport oder direkt danach genug Eiweiß im Blut haben. Der Muskel braucht zum Aufbau Eiweiß, und das im richtigen Zeitfenster. Geht es Ihnen um Muskelaufbau, dann nehmen Sie entweder kurz vor dem Training oder bis zu 30 Minuten danach eine ausreichende Menge Eiweiß zu sich. Denn Muskeln nehmen schon während des Trainings dreimal so viel Aminosäuren auf. Mit einer Eiweißeinnahme direkt vor dem Gewichtstraining ist der Muskelzuwachs am höchsten. Direkt im Anschluss bringt die Eiweißzufuhr immer noch mehr, als wenn Sie zwei Stunden damit warten. Mit einem Eiweiß-Shake nutzen Sie genau dieses Zeitfenster, so bekommen Sie die Aminosäuren am schnellsten zu den Muskelzellen. Sinkt die Aminosäurenzufuhr jedoch während oder nach dem Sport unter einen bestimmten Wert, wird die Eiweißsynthese in den Muskeln gestoppt.

Sie können eine Stunde vor dem Training reines Eiweiß in Form von Aminosäurentabletten (z. B. amino-loges, siehe unsere Produktliste auf Seite 161f.) zu sich nehmen, oder möglichst direkt vor dem Training einen Eiweiß-Shake trinken (Rezept in Kapitel 2, Seite 68).

Was die Einnahme von Eiweiß vor oder nach dem Training betrifft: In diesem Punkt gehen die Meinungen weit auseinander. Unsere Empfehlungen an Sie entsprechen unseren persönlichen Auffassungen und Erfahrungen.

Auf den häufigen Konsum von Eiweißriegeln sollten Sie verzichten, denn diese hemmen durch ihren hohen Zuckeranteil die Fettverbrennung. Die Low-Carb-Riegel arbeiten mit den sogenannten Polyolen, das sind Zuckerersatzstoffe aus mehrkettigen Alkoholen, die jedoch nur im Darm verstoffwechselt werden können und daher unter Umständen zu Blähungen und Durchfall führen. Ein Eiweiß-Shake ist jedenfalls die gesündere Variante!

Ist Ihr Trainingsziel hauptsächlich der schnelle Fettabbau (was wir nicht empfehlen!), dann macht eine Eiweißaufnahme vor dem Training allerdings wenig Sinn. Die Proteine würden dann kurzfristig zu Energie verbrannt – und die Fettzellen blieben sozusagen verschont. An dieser Stelle möchten wir eines noch einmal betonen: Aus unserer Sicht ist das Wichtigste für Frauen der Muskelaufbau, wobei wir Frauen uns sowieso schwertun.

Der Fettabbau erfolgt ganz automatisch im Zuge des Muskelaufbaus.

Unsere Empfehlung lautet daher: Verzichten Sie beim Training nicht auf Eiweiß und nehmen Sie bis 30 Minuten nach dem Sport Eiweiß auf.

Kleine Zusammenfassung für zwischendurch

Die Anti-Aging-Wirkung von Bewegung durch Ausdauertraining und Muskelaufbau erscheint in den verschiedensten Formen, etwa als

- erhöhte Insulinsensitivität,
- verbesserte Glucosetoleranz,
- maximale Sauerstoffaufnahme,
- Anstieg des „guten" HDL-Cholesterins,
- Absenkung von LDL-Cholesterin,
- Erhaltung und Aufbau von Kraft und Muskulatur zur Fettverbrennung,
- Schutz vor Knochenabbau und Staturveränderungen,
- Schutz vor Bluthochdruck,
- Ausstoß/Freisetzung von Wachstumshormonen.

Mithilfe von Sport lässt sich die Zahl der Lebensjahre erhöhen, die wir fit und leistungsfähig mit einer jugendlichen Figur verbringen können. Der Erhalt bzw. der Aufbau einer leistungsfähigen Muskulatur ist von zentraler Bedeutung für eine erfolgreiche Beeinflussung des Alterungsprozesses. Wie keine Sportart verlängert das Muskeltraining die durchschnittliche Lebensspanne des Menschen.

Merke: „Ran an die Gewichte!" Je mehr Muskeln, desto größer die Kapazitäten für die Fettverbrennung, desto stärker die Anti-Aging-Wirkung.

Viele haben uns gesagt, wir sähen so schlank aus, obwohl unsere Waagen keine Veränderungen nach unten anzeigten. Das liegt daran, dass eine gute Muskulatur eine straffere und schlankere Silhouette macht. Also schauen Sie nicht immer auf die Waage, sondern in den Spiegel!

Wie kann man mehr Bewegung in seinen Alltag einbauen? An den Tagen, an denen man nicht ins Fitnesstudio geht oder systematisch Sport betreibt, sollte man sich trotzdem ausreichend bewegen. Das ist eigentlich ganz einfach, wenn man auch hier seinen inneren Schweinehund überwindet und beispielsweise Treppen steigt, statt den Aufzug zu nehmen. Und erledigen Sie Besorgungen zu Fuß oder benutzen Sie das Fahrrad anstelle des Autos.

Das Geheimnis heißt „Erhöhung der Alltagsbeweglichkeit".

SCHLANK IST NICHT GLEICH FIT UND GESUND!

Den größten Irrtum begeht, wer schlank gleichsetzt mit gesund und fit. In unseren Jobs als Ärztin und Topmanagerin sehen wir täglich – als Patientinnen und als Models bei Werbedrehs – schlanke bis superschlanke Frauen, die im unbekleideten Zustand nicht das halten, was ihre Optik vorher versprochen hat.

Schlanke Frauen müssen nicht unbedingt gesund und durchtrainiert sein. Es fehlt ihnen häufig an guter, ausgeprägter Muskulatur und straffer, durchbluteter Haut. Schauen Sie sich mal Models ohne professionelles Make-up an – Sie würden die meisten nicht wiedererkennen.

Ein Beispiel: Gwyneth Paltrow sagte einmal in einem Interview, dass sie sich bei der ersten Vorstellung bei ihrer Personaltrainerin Tracy Anderson bis auf die Unterwäsche ausziehen musste, damit diese einen Grundstatus für das

Training erheben konnte. Tracy Anderson habe daraufhin zu Paltrow gesagt: „Oh mein Gott, ich wusste nicht, dass es so schlimm ist!" Und man kann nun wirklich nicht behaupten, Gwyneth Paltrow wäre je zu dick gewesen, sie war eben untrainiert schlank.

Gerade die superdünnen Topmodels betreiben bisweilen Raubbau an ihrer Gesundheit. Dünn zu sein bzw. wenig Körperfett zu haben, ist nicht mit Gesundheit gleichzusetzen. Sie brauchen starke Muskeln! Vor allem bei viel beruflichem Stress haben auch schlanke Frauen ohne Ausdauer und Muskeln das Risiko von Bluthochdruck. Wir glauben auch, dass der Anstieg der Burnout-Rate, gerade in anstrengenden (Manager-)Berufen, etwas mit der Fitness bzw. einem Mangel an Fitness zu tun hat – sowohl mit körperlicher als auch mit mentaler Fitness.

Die effektivste Vorbeugung gegen Stress im Allgemeinen ist Ausdauer- und Muskeltraining.

Die Kombination beider Belastungen kann Sie mittel- und langfristig vor allen Zivilisationskrankheiten schützen und bietet Ihnen die beste Voraussetzung, länger gesund und fit zu bleiben und jünger auszusehen.
Machen Sie sich immer wieder klar, dass Ihr Körper das wertvollste Kapital ist, das Sie zur Verfügung haben. Sie füllen auch keinen Diesel in den Tank Ihres Benziners, denn Sie wissen, dass nur der geeignete Sprit Ihren Wagen am Fahren hält.
Viele Deutsche kümmern sich mehr um die Pflege ihres Autos oder um die Gesundheit ihres Haustiers als um ihren eigenen Körper und wundern sich, wenn sie eines Tages vom Arzt zu hören bekommen, es stehe schlecht um ihre Gesundheit.

Zusammenfassend kann man sagen, dass die Kraft eines Menschen eine Voraussage hinsichtlich seiner Sterblichkeit zulässt. Je stärker Sie sind, desto länger werden Sie wahrscheinlich leben. Das altersangepasste Risiko einer Krebserkrankung hängt vom Grad der Muskelstärke der betreffenden Person ab. Die Menschen mit der kräftigsten Muskulatur weisen das geringste Krebsrisiko auf. Das muss Sie jetzt doch wirklich überzeugen, etwas für Ihre Muskulatur zu tun!

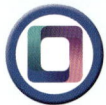 Wir möchten an dieser Stelle auf etwas hinweisen, das uns wieder zu unserem „magischen Quadrat" zurückführt:

Sie dürfen es bei den einzelnen Bausteinen des magischen Quadrats nicht übertreiben, denn dadurch erzielen Sie die gegenteilige Wirkung!

Jeden Tag beispielsweise zwei Stunden Sport lässt dem Körper keine Zeit, sich zu regenerieren und Muskeln aufzubauen, denn Muskeln bauen sich hauptsächlich in der Erholungsphase auf. Auch das Auszehren des Körpers durch eine zu geringe Nahrungsaufnahme versetzt ihn in permanenten Notstand. Die Muskulatur baut sich ab.

Haben Sie schon einmal von Anorexia athletica gehört? Eine Form der Magersucht, bei der die zu geringe Kalorienaufnahme auch noch mit übersteigertem Training, einer Sportsucht, kombiniert wird. Anhängerinnen einer solchen Lebensweise bestehen den morgendlichen „SchaumorgensindenSpiegel"-Test nicht.

Legen Sie daher mindestens jeden dritten Tag eine Sportpause ein. Dabei sollten Sie nicht auf Ihre Alltagsbeweglichkeit verzichten, jedoch auf intensives Ausdauertraining und Übungen zum Muskelaufbau.

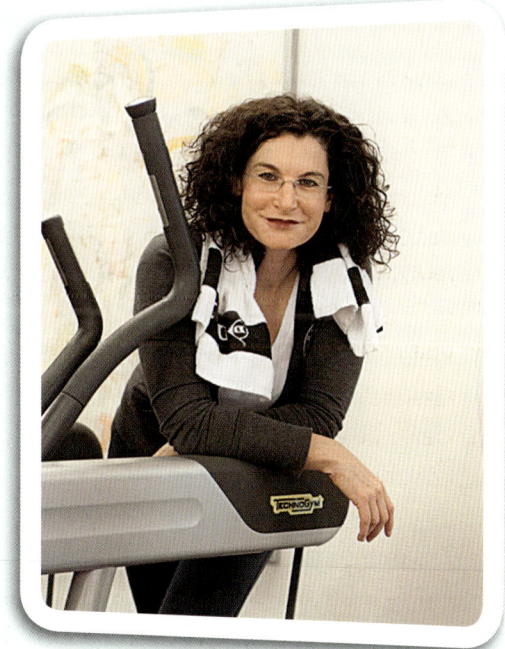

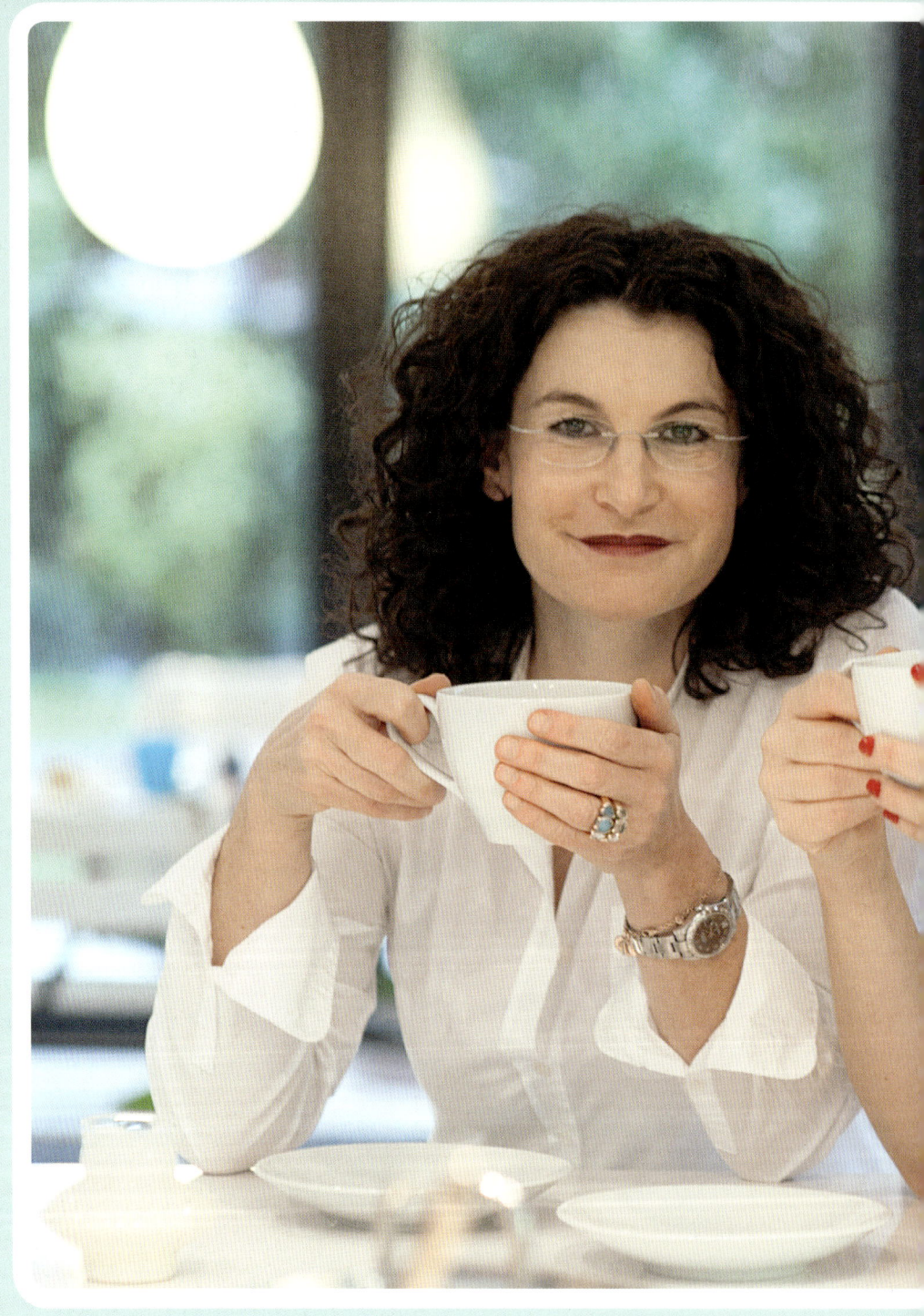

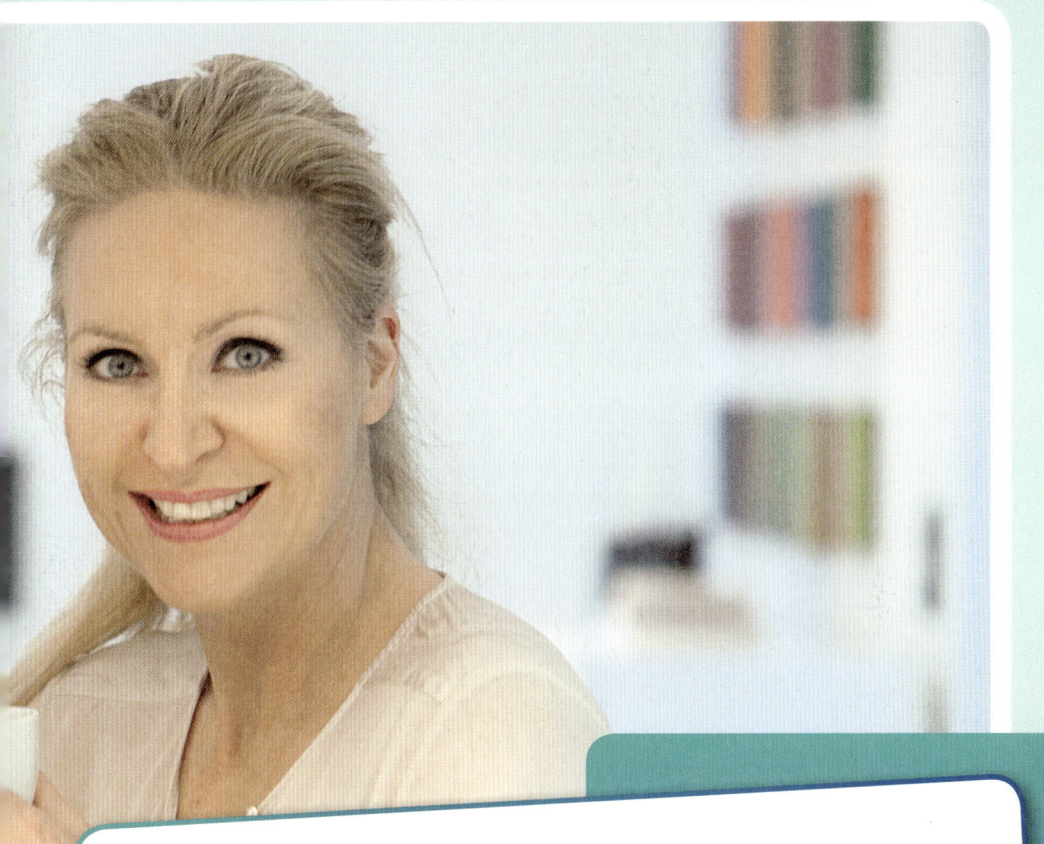

KAPITEL 4
MENTALE STÄRKE

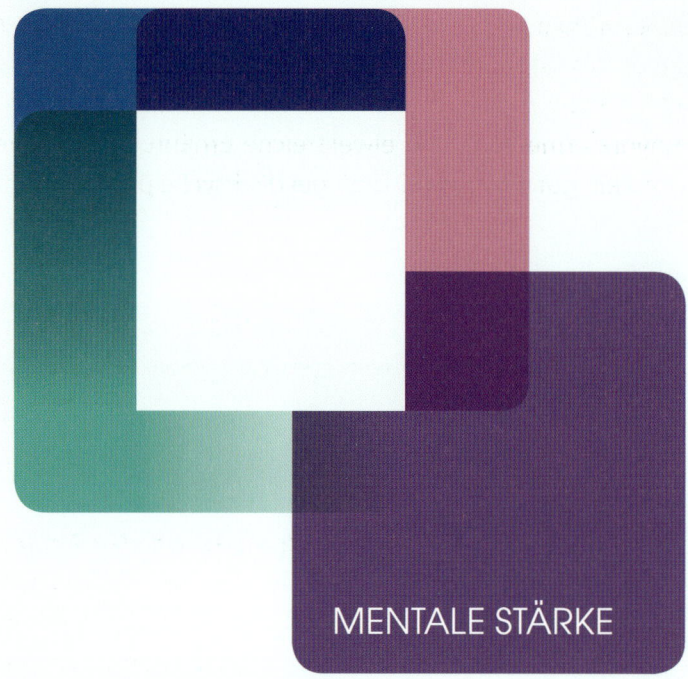

MENTALE STÄRKE

DAS GLAS IST HALB VOLL UND NIE HALB LEER

Wenn Sie bis hierher alle Tipps in diesem Buch gelesen und zum großen Teil umgesetzt haben, werden Sie strotzen vor Optimismus. Denn die Glückshormone, die Endorphine, fluten Ihren Körper, und das stärkt auch Ihre Psyche. Ihr Körper ist schlanker und zugleich muskulöser geworden, sein Fettanteil geringer und Ihre Ausdauer ist gewachsen. Mit diesem neuen Status bezüglich Ihres Körpers, Ihres Essverhaltens und Ihrer Psyche wird es Ihnen leichter fallen, in Stresssituationen gelassener und optimistisch zu bleiben. Wenn Sie glauben, Ihr Glas sei halb leer, dann gießen

Sie nach, bis es wieder voll ist! Und wenn es in diesem Moment nur mental aufgefüllt wird. Das hilft auch schon weiter. Kennen Sie folgenden Slogan? „Der Mensch ist, was er isst!" Es gibt Hunderte von Studien, die zeigen, dass eine kohlenhydratarme, fett- und eiweißreiche Ernährung, ein gutes Sportprogramm und ein guter Vitamin-D-Spiegel die Psyche positiv beeinflussen.

DAS GUTE-LAUNE-PRINZIP

Rekapitulieren Sie das Kapitel „Eiweiß" und denken Sie an die Aminosäure Tryptophan, die den Serotoninspiegel hebt, die Messlatte für positive Stimmung.

Und hier zum Beweis eine persönliche Geschichte von den Autorinnen: Bei einem Besuch unseres Fitnesstudios sind wir, wie immer, am Ende auf den Stepper gegangen, um unsere kleinen Fettpölsterchen auch noch zu bearbeiten. Da steht man dann nebeneinander und vertreibt sich die Zeit natürlich mit einem kleinen Plausch, der diesmal jäh von einem männlichen Klubmitglied auf dem Laufband vor uns unterbrochen wurde. Wir wussten überhaupt nicht, was der aktive Sportler von uns wollte, und dachten schon,

wir bekämen eine Einladung zum Kaffee – aber nein, weit gefehlt! Der „Wunderknabe" beschwerte sich bei uns darüber, dass wir zu laut und zu häufig lachten! Daran können Sie sehen, dass wir trotz harter Arbeit auf dem Trainingsgerät bester Laune waren, ohne uns dessen überhaupt bewusst zu sein. In besonderen beruflichen Stresssituationen ist es extrem wichtig, das Glas halb voll zu sehen und nicht halb leer.

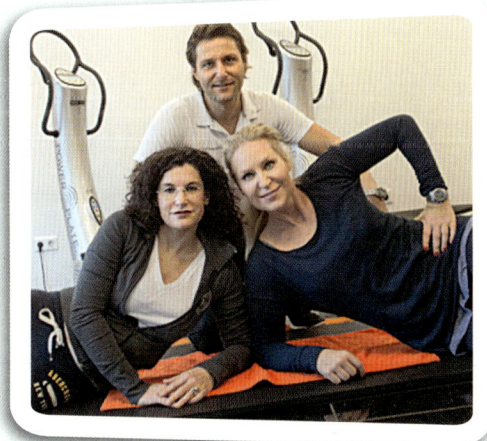

RÜCKSCHLÄGE GEHÖREN DAZU – HINFALLEN, AUFSTEHEN, WEITERMACHEN!

W ie in der Einleitung zu diesem Buch beschrieben, hatte eine der Autorinnen eine vorübergehende berufliche Auszeit zu bewältigen. Und natürlich lässt es sich da einfach nach den Prinzipien des Buches leben, oder sagen wir: einfacher!

Denn auch wenn mal eine fast stressfreie Phase im Leben eintritt, heißt das nicht unbedingt, dass man keine Rückschläge erlebt und beim Sport vielleicht doch wieder schludert oder sich am Abend zu einem Teller Pasta hinreißen lässt. Aber was geschieht, wenn der Berufsstress plötzlich wieder anfängt und man wieder 60 Stunden in der Woche arbeitet?

Hier Tina Müllers persönliche Geschichte:

„Nach meiner Entscheidung, nicht in der Kosmetikbranche zu bleiben, ging alles sehr schnell, und ich entschied mich für eine Vorstandsposition in der Automobilbranche, bei der Adam Opel AG. Sicher eine große Aufgabe, eine besondere Herausforderung, denn wie jeder weiß, ist es dem Unternehmen in letzten Jahren nicht gut gegangen. Dazu kam der Umstand, dass ich keine Branchenerfahrung mitbrachte und mich in eine neue und noch fremde Materie einarbeiten musste. Ich ging also frohen Mutes mit einem über die letzten Monate gestärkten und absolut gesunden Körper ans Werk.

Von einem auf den anderen Tag zurück in einen Zwölf-Stunden-Büro-Rhythmus ohne Bewegung: Mein Körper fühlte sich, als rollte ein Bus über ihn – und zwar Tag für Tag.

Besonders auffällig erschien mir, dass bei Besprechungen eigentlich fast nur Teilchen und anderes süßes Gebäck gereicht wurden. Montags in der Vorstandssitzung gab's mal einen kleinen Teller Obst – für 20 Leute! –, wovon

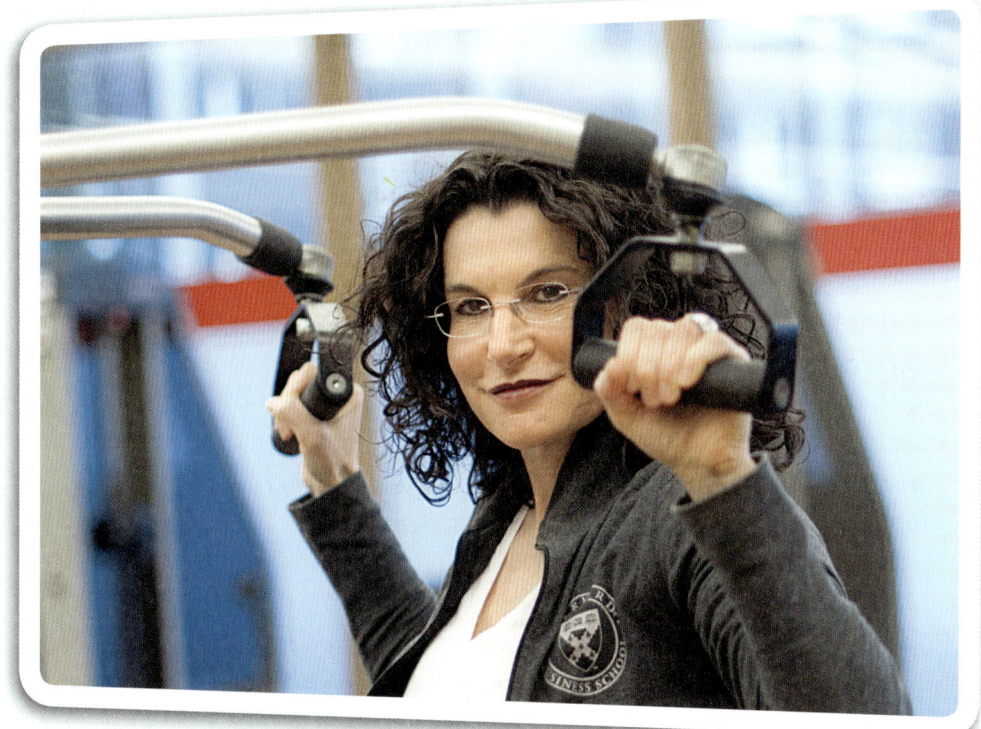

meistens auch noch die Hälfte übrig blieb, und in der Kantine das übliche, eher kohlenhydratlastige Essen.

Während der ersten Wochen wohnte ich im Hotel mit Fitnesstudio und machte mir daher am Anfang keine Sorgen, glaubte allen Ernstes, ich würde abends locker noch eine Runde Sport machen und natürlich ein absolut gesundes Essen beibehalten.

Aber es kam ganz anders:

Ich forderte meinem Gehirn Höchstleistungen ab, um der Lage einigermaßen Frau zu werden, denn ich wollte die PS sofort auf die Straße bringen. Wenn ich abends gegen 20 Uhr im Hotel ankam, war an Sport nicht mehr zu denken, denn ich war komplett ausgepowert.

Dann schlichen sich erste schlechte Essgewohnheiten wieder ein, hier mal ein Stück „Abend-Brot", dort mal ein Dessert beim Geschäftsessen, mal etwas Süßes zwischendurch – und so war ich auf dem besten Weg, wieder da zu landen, wo sich die meisten normalen Berufstätigen und Manager befinden: in einem Teufelskreis aus Stress und ungesunder Lebensführung.

An den Wochenenden war ich so kaputt, dass ich auch hier das Sportprogramm reduziert und mich lieber auf dem Sofa erholt habe. Erst jetzt wurde mir klar, wie viel Disziplin und Weitsicht nötig sind, um auch im Berufsstress eine gesunde Lebensweise aufrechtzuerhalten.

Mir wurde bewusst, dass ich es in den ersten Monaten nicht schaffen würde, das magische Quadrat komplett umzusetzen, und so entschied mich dafür, mein Sportdefizit durch gesunde kohlenhydratarme Ernährung zu kompensieren, damit ich wenigstens in Teilen über die Runden kommen würde.

Schon nach den ersten Wochen des Schluderns bemerkte ich, wie mein Körper sich veränderte, seine Straffheit verlor und meine Kondition abnahm. Trotzdem konzentrierte ich meine sportlichen Aktivitäten auf das Wochenende, versuchte aber, dann zweimal eine Ausdauer-Sporteinheit einzulegen und draußen zu laufen.

Dann verschrieb ich mir eiserne Disziplin beim Thema Ernährung und zwar bei jeder Mahlzeit. Jedes Mal, bevor ich etwas esse, rufe ich mir das magische Quadrat ins Gedächtnis, mache mir klar, dass mich alles andere Jahre meines Lebens kosten würde – und das ist es mir nicht wert. Ich erhöhte meine Vitamin-D-Dosis und verdoppelte die Ration meiner Anti-Oxidations-Nahrungsergänzung.

Bei Geschäftsessen verzichtete ich trotz aller Kommentare auf Kartoffeln, auf die berühmte Nudel und andere Beilagen, und es gab für mich auch kein süßes Dessert. Ich ließ mir von meiner Assistentin im Büro grünen Tee kochen und hielt mich mittags in der Kantine an das reichhaltige Salatbuffet, ergänzte mein „Grünzeug" mit Käse, hart gekochten Eiern und Obst.

Ich spürte auch, wie sich meine Nackenmuskulatur zunehmend verspannte, denn ich ziehe gerne die Schultern hoch, wenn ich mich konzentriere und unter Druck stehe.

Hier habe ich einen sehr guten Tipp: In der Steinzeit, als die Menschen ihre Zeit noch nicht in Büros sitzend verbrachten, bestand der natürliche Stressreflex in gefährlichen Situationen in der Flucht, im Weglaufen. Auf diese Weise fuhren die Menschen ihr Stresshormon, das Cortisol, im Körper wieder herunter. Wenn wir heute Stress haben, uns aufregen und der Cortisolspiegel ansteigt, können wir selten physisch weglaufen. Dadurch baut sich das Stresshormon nicht mehr ausreichend ab und richtet Schaden im Körper an. Umso wichtiger ist es, sich täglich zu bewegen, und seien es nur 10 Minuten in der Mittagspause und abends wenigstens 20 Minuten. Dabei müssen Sie nicht laufen – gehen Sie einfach zügig spazieren. Das bringt Sie auch seelisch wieder ins Gleichgewicht.

In Stresssituationen atmen wir verstärkt ein, vergessen aber das Ausatmen. So bleiben die Schultern oben, der Nacken verspannt sich, es entstehen Kopfschmerzen. Achten Sie darauf, wieder richtig auszuatmen und dabei Ihre Schultern fallen zu lassen. Machen Sie sich diese Bewegung bewusst, denn Sie merken es sonst nicht. Insbesondere am Computer ziehen wir alle gerne die Schultern hoch.

Achten Sie auch darauf, auf der ganzen Fußfläche zu stehen und nicht nur auf den Hacken. Das verlagert Ihr Gewicht nach vorne, und Ihre Schultern werden dadurch entlastet.

Das Schöne: Es ist nie zu spät, wieder anzufangen und die guten Gewohnheiten wiederaufzunehmen. Und Sie werden – wie ich – sofort spüren, wie viel besser es Ihnen geht und dass es sich lohnt, vor allem langfristig.

Es gibt Situationen im Leben, da können Sie nicht am magischen Quadrat festhalten. Es wird Rückschläge geben, aber Sie haben die Kraft, wieder aufzustehen. Programmieren Sie sich neu und lesen Sie sich einfach die Zusammenfassungen am Ende jedes Kapitels in diesem Buch noch einmal genau durch und erinnern Sie sich auf diese Weise daran, was Sie langfristig jung erhält.

Viele Menschen investieren mehr Geld, Zeit, Liebe und Aufmerksamkeit in ihr Auto als in ihre Gesundheit. Ihre Gesundheit ist langfristig aber Ihr wichtigstes Kapital! Unser Körper macht viel mit, aber auf Dauer wird er unter einer ungesunden Lebensweise nicht nur leiden – er altert auch schneller! Doch Sie wissen jetzt, wie Sie diesen Prozess aufhalten und verlangsamen können, denn Sie wissen, was wirklich funktioniert.

Wie sagt Karl Lagerfeld im GQ-Magazin? „Der Körper ist wie ein Auto. Wenn man gut darauf aufpasst, hat man am Ende ein Vintage-Modell", und wir Frauen wissen, dass Vintage-Handtaschen unsere Lieblinge sein können.

Eine Studie, die unlängst in der Zeitung Welt publiziert wurde, trägt die Schlagzeile „Deutschland sitzt sich krank". Untersucht wurde der Anteil der Bevölkerung, der nie oder nur selten Sport macht, nach Regionen. Dabei stellte sich heraus, dass die Baden-Württemberger am bewegungsfreudigsten sind und die Begeisterung für den aktiven Sport desto stärker abnimmt, je weiter man nach Norden und Osten kommt.

Der Hauptgrund, weshalb jemand keinen Sport macht, liegt in der fehlenden Motivation, im Sich-nicht-aufraffen-Können. An dritter Stelle steht das Argument „ich habe keine Zeit, ich bin beruflich stark eingespannt". Schuld sind also der innere Schweinehund und der Berufsstress.

Hier hätte ich mich nahtlos einreihen können, wenn ich mich nicht wieder aufgerafft hätte.

Jeder neue Anfang braucht den geeigneten Zeitpunkt: Ich hatte mich nach ein paar Monaten „Full-Power-Berufstätigkeit" für ein verlängertes Wochenende auf Schloss Elmau entschieden, um mein verstärktes Sportprogramm neu zu starten. Danach habe ich mir einmal die Woche abends eine Tennisstunde organisiert und zwei Sporteinheiten inklusive Muskelarbeit am Wochenende. Mit drei Sporteinheiten und jeden Tag 20 Minuten Bewegung kann man sich einigermaßen gut im Berufsalltag bewegen.

Mit nahezu 100 Prozent Disziplin bei der Ernährung und vor allem mit der Einstellung, dass das Glas halb voll statt halb leer ist, war ich nach ein paar Monaten wieder auf der Spur.

WENN'S LÄUFT, DANN LÄUFT'S

Die Bestandteile des magischen Quadrats verstärken einander gegenseitig und potenzieren sich. Wenn Sie einmal richtig losgelegt haben und in Schwung gekommen sind und Erfolge sehen, dann erfahren Sie eine enorme positive Verstärkung, dass Sie so leicht nichts mehr aus der Bahn werfen kann. Wichtig ist, dass Sie immer entweder den Baustein „Bewegung" oder die „Ernährung" zu 100 Prozent umsetzen.

Wenn Sie das schaffen, dann haben Sie gleichzeitig auch immer die anderen Bausteine aktiviert. Toll wäre natürlich, wenn Sie die Basisbausteine „Ernährung" und „Bewegung" gleichzeitig in den Vordergrund stellten, denn dann ziehen die anderen Bereiche fast automatisch nach.

JEDER KANN ERFOLGE FEIERN

Das Gute: Es ist nie zu spät, mit dem magischen Quadrat zu starten. Sie können in jedem Alter und mit jeder Konstitution messbare Veränderungen herbeiführen und auf diese Weise gesunden und sich signifikant verjüngen.

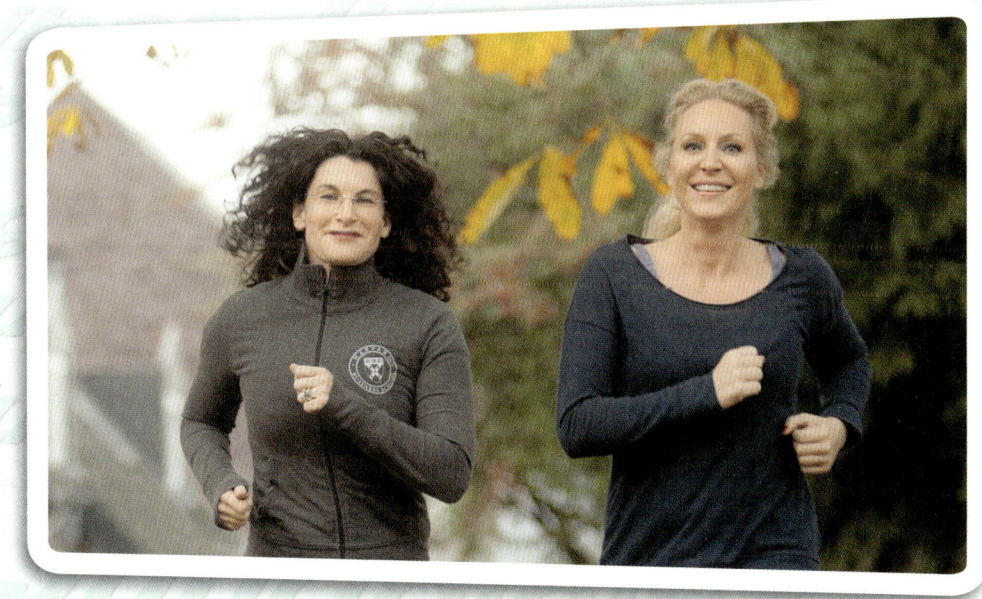

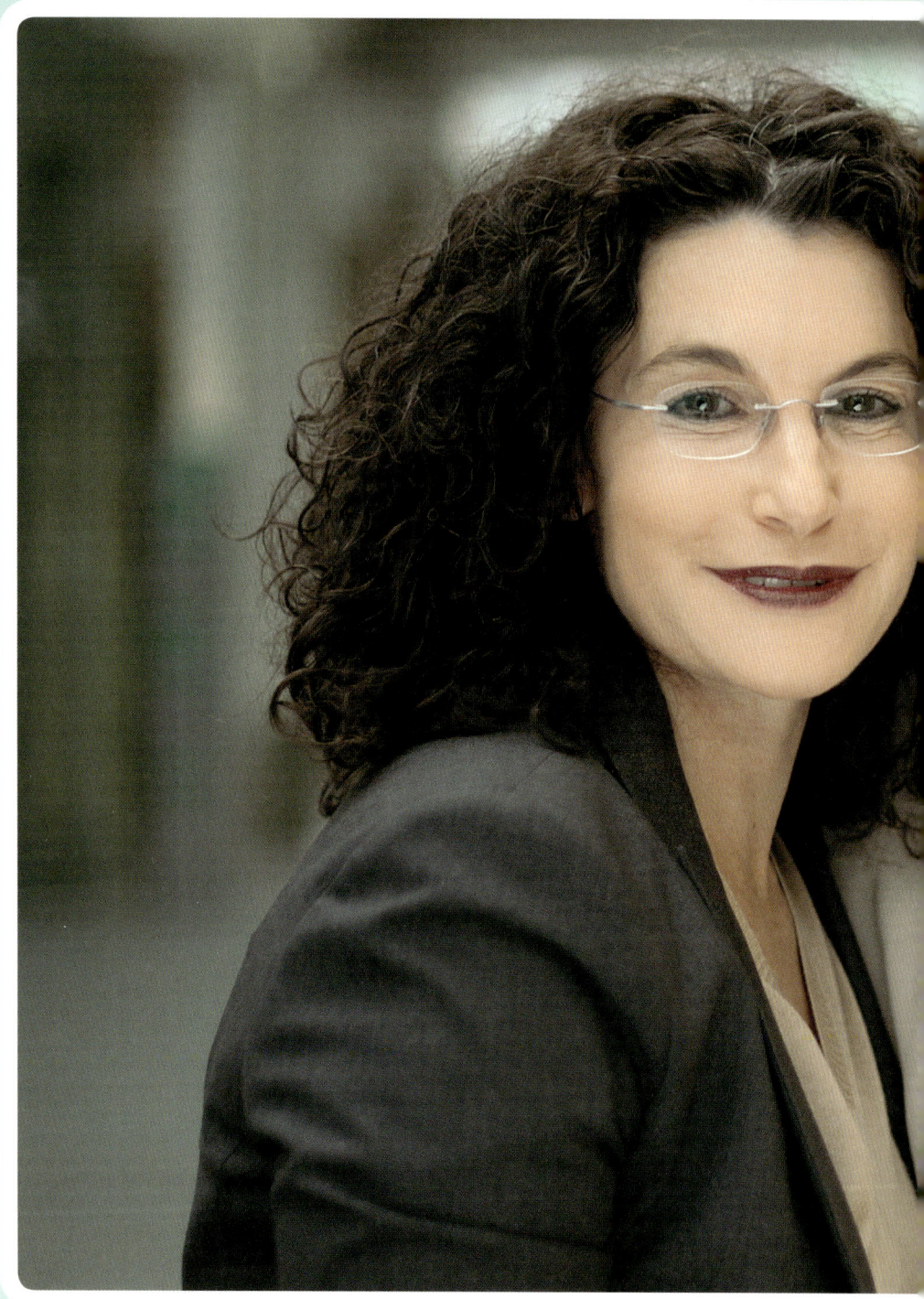

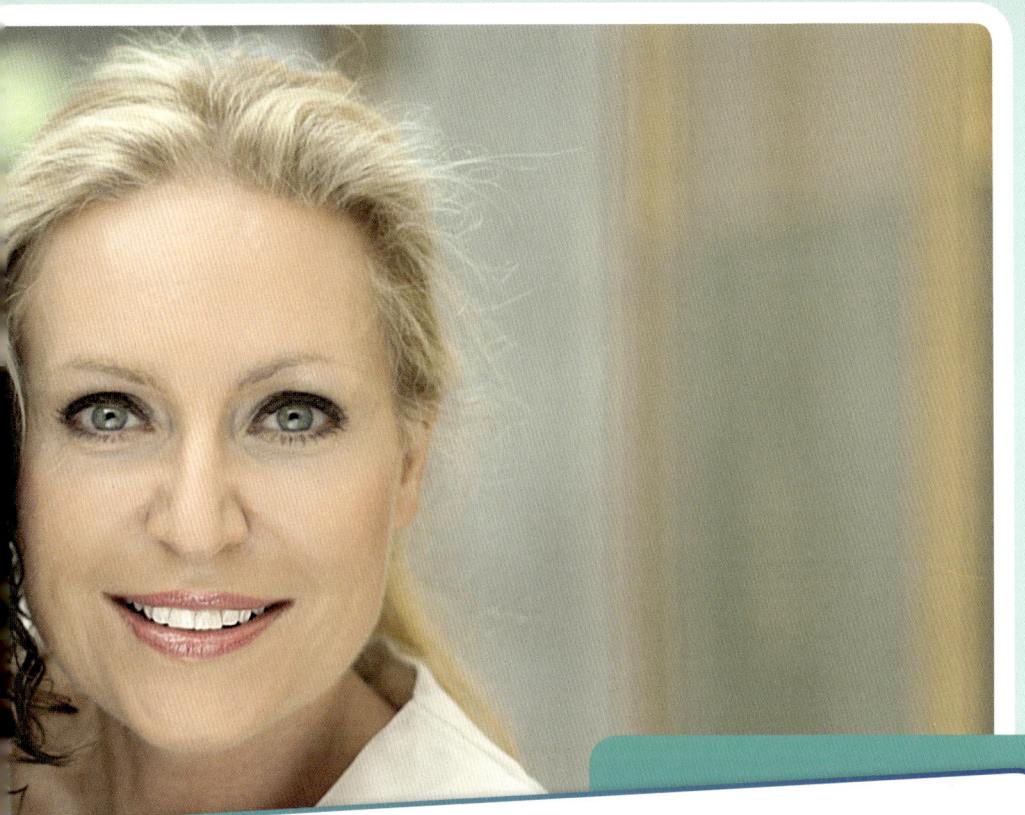

KAPITEL 5
AUSSTRAHLUNG UND ÄSTHETIK

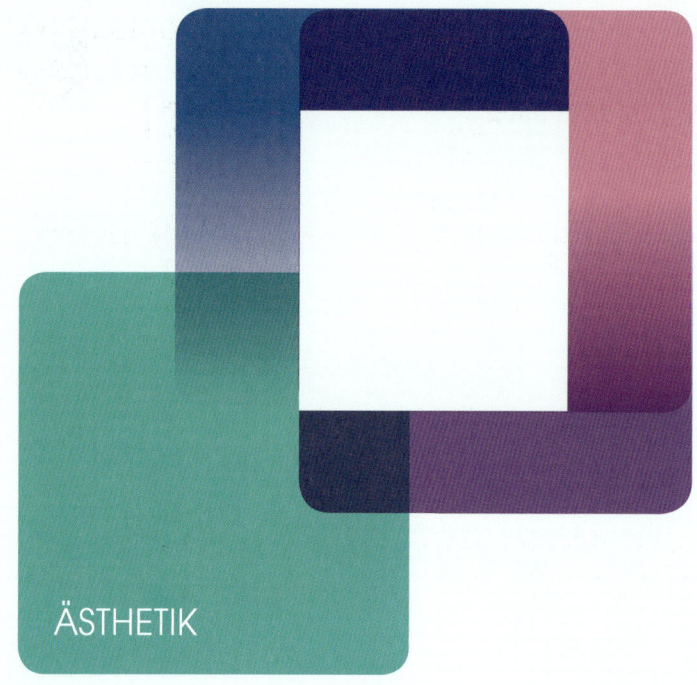

ÄSTHETIK

JUGEND LÄSST SICH KONSERVIEREN

ch beschäftige mich schon seit über zehn Jahren mit der Frage, wie ein Gesicht überhaupt altert. Zu wissen, welche Veränderungen dabei konkret ablaufen, dass unser Gesicht älter wird, und ein gutes ästhetisches Empfinden sind meines Erachtens die wichtigsten Kenntnisse eines Arztes, der Ästhetikbehandlungen vornimmt. Denn es schützt den Arzt und auch die Patientin/den Patienten vor unnatürlich wirkenden Ergebnissen.

Zunächst möchte ich Ihnen aber zur Veranschaulichung ein paar Zahlen nennen, damit Sie sich vorstellen können, wie oft Eingriffe in der Ästhetik gemacht werden und wie die Zahlen bei den plastischen und ästhetischen Eingriffen angestiegen sind. Die Daten aus den USA wurden über einen Zeitraum von zehn Jahren erhoben (von 1997 bis 2007) und erfassen chirurgische und nicht-chirurgische Eingriffe in Millionen.

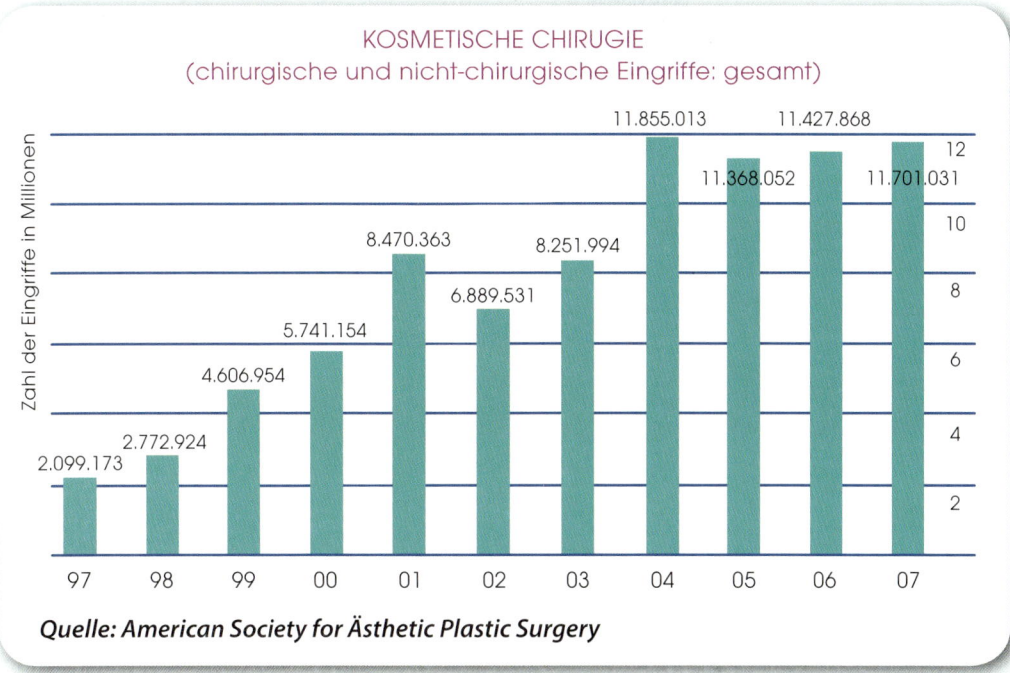

KOSMETISCHE CHIRUGIE
(chirurgische und nicht-chirurgische Eingriffe: gesamt)

Quelle: American Society for Ästhetic Plastic Surgery

- ○ Jünger aussehen, aber ohne dabei künstlich zu wirken – geht das?
- ○ Nur die Uhr etwas zurückdrehen, ohne an der Individuellen Natürlichkeit und Schönheit etwas zu verändern – ist das machbar?
- ○ Jünger wirken – ohne künstlich oder unnatürlich auszusehen – das wünschen sich viele. Ist das überhaupt möglich?

Ja! Es ist möglich!

Wenn man weiß, was ein Gesicht älter wirken lässt, kann man mit nur kleinen Tricks in der Ästhetik tolle verjüngende, natürliche Ergebnisse erzielen.

Viele meiner Patienten, die darüber nachgedacht haben, etwas gegen ihre Falten zu unternehmen, kamen oft mit der Idee, die eine oder andere Falte unterspritzen zu lassen. Aber das ist es oft gar nicht, was das Gesicht älter macht. Es sind eher Strukturen, die man wieder hervorheben bzw. anheben muss, oder erschlaffte Areale, die man wieder praller erscheinen lassen und straffen muss. Es geht nicht darum, konkret eine bestimmte Falte zu unterfüttern – das erzielt oft nicht die erwünschte verjüngende Wirkung.

Die Patienten, bei denen bisher nur einzelne Falten behandelt wurden, sind oft sehr enttäuscht von dem Ergebnis. Schließlich sind sie so enttäuscht, dass sie keine weiteren Behandlungen wünschen, weil sie glauben, diese brächten ihnen ja doch nichts. Diese Patienten sind mir die liebsten – denn ich kann nach einiger Zeit in glückliche und verjüngte Gesichter schauen!

Es ist also sehr wesentlich, dass der behandelnde Arzt einen sicheren ästhetischen Blick besitzt, der sich verbindet mit seinem Wissen über die Altersveränderungen insbesondere an Gesicht, Hals, Dekolleté und den Händen bzw. natürlich letztendlich des gesamten Körpers. Deshalb binde ich meine Patienten bei der Behandlung in ein Gesamtkonzept ein.

DIE FALTENLANDKARTE

HIER MÜSSEN WIR ZUNÄCHST EINMAL UNTERSCHEIDEN

Mimische Falten
Falten, die durch den Zug der Muskulatur beim Sprechen, Essen, Lachen, Grimassieren entstehen.
Dazu gehören z. B. Lachfalten um die Augen, die Zornesfalte sowie die Stirnfalten.

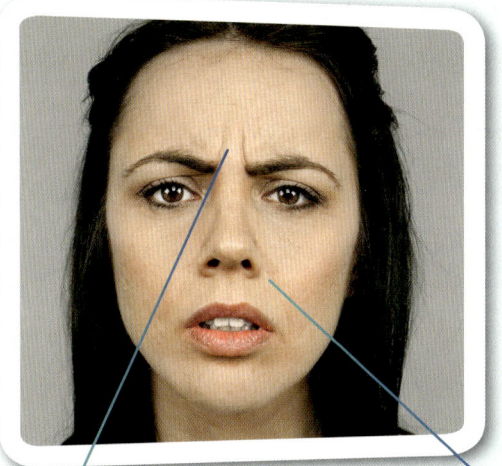

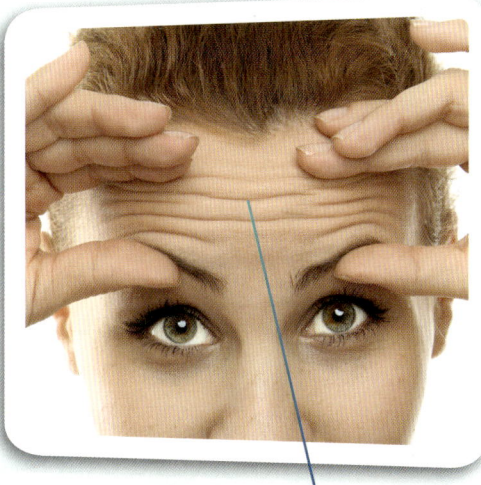

Zornesfalte (Glabellafalte)   **Nasolabialfalte**   **Stirnfalten**

Falten durch Elastose

Falten, die im Alter durch die erschlaffende Haut entstehen. Dazu gehören insbesondere die Nasolabialfalte, Mund- und Lippenfalten sowie die sogenannten Marionettenfalten mit Verstreichen der Kinnkontur.

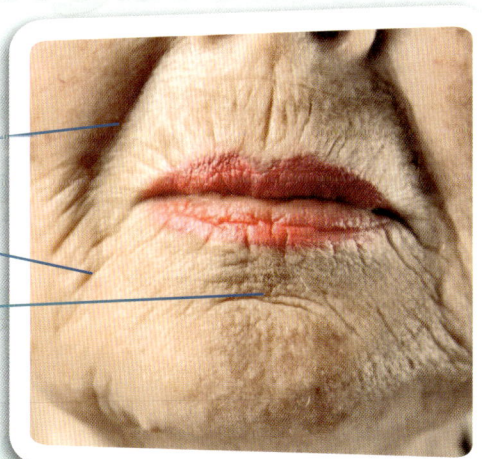

tiefe Nasolabialfalte

Marionettenfalte

Mund-, Lippen- und Kinnfalten

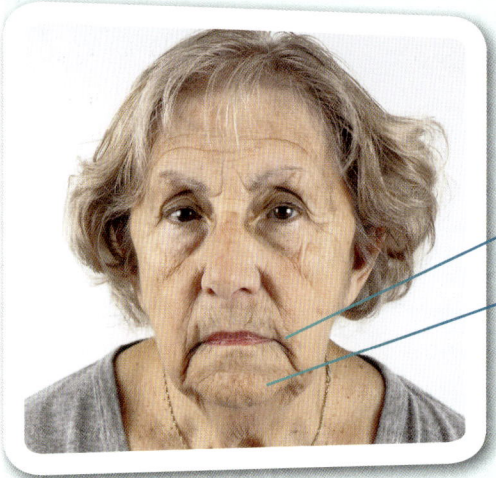

Marionettenfalten

Verstreichen der Kinnkontur

DIE TYPISCHEN MANAGERFALTEN

Eine interessante Geschichte über die Managerfalten vorweg: In einer Untersuchung wurden Probanden Schwarz-Weiß-Porträtfotos von Managern gezeigt. Es waren Gesichter von Managern, deren Firmen zu den umsatzstärksten gehörten, und Gesichter von Chefs, die mit ihrer Firma kurz vor der Insolvenz standen. Die Probanden sollten versuchen, die einzelnen Porträtfotos der Manager ihren jeweiligen Firmen zuzuordnen. In über 80 Prozent gelang den Probanden die Zuordnung zu Abstiegs- oder Topfirmen.

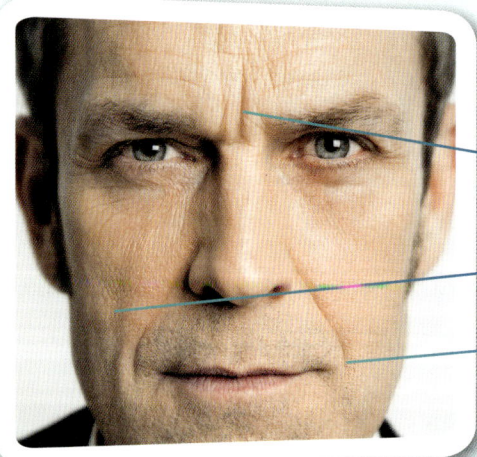

Zornesfalte

Sorgenfalte der Wange

Markante Nasolabialfalte

DIE SCHÖNHEITSTRIANGEL

Die „Schönheitstriangel" zeigt anhand eines Dreiecks den Unterschied zwischen einem jungen und einem alten Gesicht: In jungen Jahren zeigt das Gesicht mit straffer, fester Haut ein auf die Spitze gestelltes Dreieck. Das heißt, ein junges Gesicht hat prominente Wangenknochen und ein schmales Kinn. Die Kinnkontur ist straff. Der Mund bzw. die Mundwinkel sind positiv nach oben gerichtet.

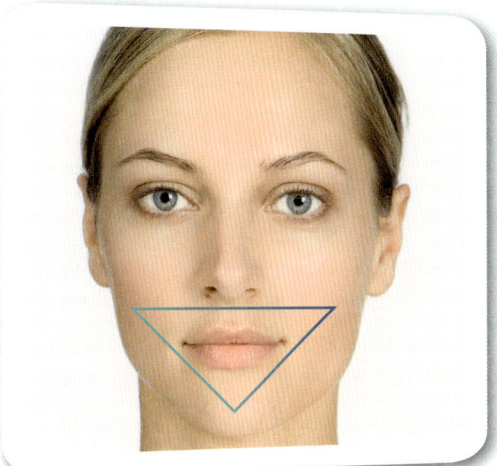 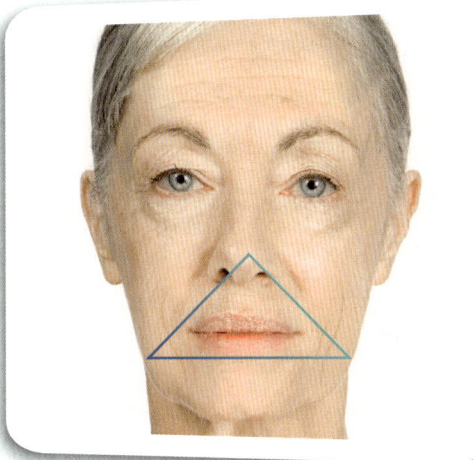

Jugend: Gesicht mit hohen Wangenknochen
Alter: Gesicht mit hängenden Wangenpartien

Im Altersgesicht ist das Dreieck mit der breiten Seite nach unten gerichtet (siehe Foto rechts). Denn im Alter kommt es zu einem Abrutschen der Wangenpartie Richtung Kinnregion. Dafür wird die Kinnregion breiter, die Wangen hängen herab wie kleine Säckchen und unterbrechen die vormals schön geschwungene Kinnkontur. Durch das Herabsinken der Wangen prägen sich auch die Nasolabialfalten stärker aus. Die Spitze der Mundwinkel zeigt ebenfalls nach unten und erzeugt dadurch den sogenannten depressiven Gesichtsausdruck.

WELCHE ANTI-AGING-CREME?

In meiner Praxis werde ich oft von Patientinnen gefragt: „Welche Cremes kann ich nehmen, damit hier und dort die Falten verschwinden, die Augenlider nicht mehr hängen, die Hängebäckchen besser werden?" Meine Antwort: „Gar keine!"

Es gibt keine Creme, die Ihre Falten verschwinden ließe! Es wäre toll, wenn es diese „Wundercreme" gäbe, die wir einfach nur jeden Abend auftrügen – und am nächsten Tag wäre unsere Haut glatt wie ein Babypopo!

Im Umkehrschluss soll dies aber nicht heißen „Benutzen Sie bitte gar keine Cremes mehr!". Im Folgenden möchte ich Ihnen mit einer kleinen Geschichte die Sache mit den Cremes etwas deutlicher veranschaulichen. Ich vergleiche die Anti-Aging-Hautpflege immer gerne mit einem Autolack: Wenn Sie den Lack Ihres Autos regelmäßig mit Politur und Wachs behandeln, dann wird er in 20 Jahren definitiv besser aussehen als der Lack eines Autos, das nicht in diesen „Genuss" kam. Und wenn Sie Ihren Wagen vor extremen Temperaturen, Lichteinflüssen, Beschädigungen, schädlichen Umwelteinflüssen etc. geschützt haben, wird der Lack in einem noch viel besseren Zustand sein, zwar nicht so perfekt wie vor 20 Jahren – aber auf jeden Fall besser als der Lack eines ungepflegten Autos.

Das ist meine persönliche Meinung zu der Pflege mit Anti-Aging-Cremes:
Pflegen Sie sich! Nehmen Sie sich jeden Tag kurz Zeit dafür!
Es lohnt sich! Sie werden die Unterschiede spüren, direkt und in 20 Jahren!

Manchmal kommt es dabei weniger darauf an, welche ganz bestimmten Anti-Aging-Wirkstoffe in einer bestimmten Creme enthalten sind, als vielmehr auf das Konzept der Pflege und die exakte Abstimmung auf Ihren Hauttyp und Ihren derzeitigen Hautstatus (trocken, fettig, Mischhaut, viele/wenig Falten, Lichtschäden, hormonelle Situation etc.). Bei meinen Patientinnen in der

Praxis sehe ich oft, dass sie mit für ihren Hauttyp unpassenden Cremes hantieren. Dass sie diese Cremes deshalb verwenden, weil sie gegen Falten helfen sollen oder gegen mangelnde Hautfeuchtigkeit. Das führt dann zur „Überpflege" der Haut, die oft mit kleinen Pickeln oder Irritationen reagiert.

Das oberste Gebot muss also die richtige Pflege für Sie ganz persönlich sein. Und diese bildet die Basis, auf der Sie dann im Weiteren mit den kleinen, individuell und optimal auf Ihre Haut abgestimmten Anti-Aging-Zusätzen aufbauen können. Diese Anti-Aging-Zusätze sind – wen wundert's? – viele der Stoffe, von denen Sie schon in unserem Buch gelesen haben: Vitamin C, Vitamin E, Retinol (Vitamin A), Q10, Alpha-Liponsäure, Hyaluronsäure etc.

Und wenn Sie jetzt noch mal an den Vergleich mit dem Autolack zurückdenken, dann heißt das konkret: Die Haut von Gesicht und Körper muss von außen und von innen gut gepflegt werden, der Körper muss mit gesunden Nahrungsmitteln gefüttert, vor zu viel Sonne, vor Schäden durch Radikale, vor Zigarettenrauch, vor Kohlenhydraten geschützt werden! Diese Liste ließe sich unendlich weiterführen.

Aus unserer persönlichen Sicht ist der Wirkstoff Retinol/Retinaldehyd am ehesten in der Lage, Fältchen abzumildern oder weniger entstehen zu lassen, denn er beschleunigt die Hauterneuerung in den etwas tiefer liegenden Hautschichten. Darüber hinaus helfen Antioxidantien wie Vitamin C, E, Q10, Alpha-Liponsäure und natürlich Hyaluronsäure. Auch Hormoncremes nach einer individuellen Rezeptur sind sehr empfehlenswert.

Hier eine kleine Auswahl meiner persönlichen Favoriten:
Fillast (Hyaluronsäure)-Amp. (Synchroline)
Lipoacid-Cream mit Alpha-Liponsäure (Synchroline)
Ystheal-Creme (Retinaldehyd) von Avène
Synchrovit + Vitamin C + SOD + Zinc (Liposomales Konzentrat, Synchroline)
Q10-Power- Konzentrat + Hyaluronsäure (www.UNIQ10UE.com)
High Potency Cream mit Fruchtsäuren (NeoStrata)
New Reneval Cream mit Retinaldehyd (NeoStrata)

BOTOX – AUF DIE DOSIS KOMMT ES AN!

TRENDS BEI BOTOX UND FILLERN

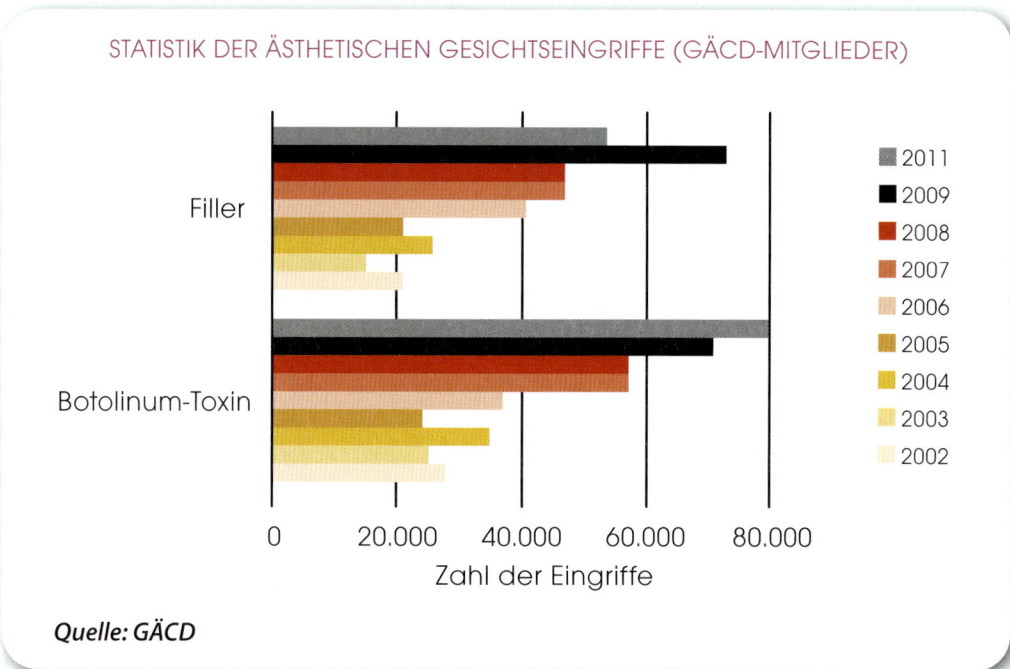

STATISTIK DER ÄSTHETISCHEN GESICHTSEINGRIFFE (GÄCD-MITGLIEDER)

Quelle: GÄCD

Das Botulinumtoxin

Es ist wohl eine der umstrittensten Substanzen, die es gibt. Oft liest man in der Presse, welch schreckliche Nebenwirkungen wieder einmal bei einer Botox-behandlung aufgetreten sind und wo wieder einmal dekadente Botox-Partys veranstaltet wurden. In diesem Kapitel möchte ich Sie detaillierter über diesen Wirkstoff informieren. Ich bewerbe Botox und Co. nicht, möchte aber doch deutlich sagen, dass es sich dabei in der ästhetischen Medizin um anerkannte und geprüfte Substanzen handelt, die selbstverständlich nur von Spezialisten nach ausführlicher Beratung der Patienten durchgeführt werden sollten. Botox wirkt sehr gut bei Falten, die durch Mimik bedingt sind. Wie ich ja vorher bereits ausgeführt habe, bilden sich die Falten in der Haut im Bereich über den Muskeln aus, und je häufiger Sie diese Muskeln bewegen, desto tiefer „graben" sich die Falten ein. Botox wirkt, indem es die chemische Signalübertragung von den Nerven zum Muskel unterbindet, d. h., die Information von den Nervenenden an die Muskulatur kann nicht weitergeleitet werden. Folglich kann sich der Muskel nicht mehr kontrahieren (zusammenziehen), und die Falten können sich nicht mehr bilden.

Botox ist inzwischen seit fast 30 Jahren auf dem Markt. Wenn diese Substanz gefährlich wäre oder schwerwiegende Nebenwirkungen verursachte, hätte man sie schon lange vom Markt genommen. Botox wird seit den 1980er-Jahren vornehmlich in der Neurologie eingesetzt, etwa bei Spastiken, so wird es beispielsweise beim Schiefhals (Torticollis) in die großen Halsmuskeln injiziert. Dadurch können die Patienten ein nahezu normales Leben führen. Im ästhetischen Bereich findet Botox seit 1989 Verwendung. Es wurde von dem Augenärzte-Ehepaar Carruthers eher zufällig entdeckt – wie so oft in der Medizin! Sie injizierten Botox in Fällen der spastischen Augenmuskelerkrankung Blepharospasmus (beidseitiger Lidkrampf). Nach einiger Zeit berichteten die behandelten Patienten, dass als (positive!) Nebenwirkung der Therapie ihre Falten wegblieben.

Botox wird mithilfe ganz dünner Nadeln durch die Haut in den Muskel gespritzt. Das ist kaum schmerzhaft und geht schnell. Man sieht maximal eine kleine Rötung an der Einstichstelle, die aber schnell wieder verschwindet. Ganz selten entsteht mal ein kleines blaues Fleckchen, dies ist aber die Ausnahme und wird nach der Behandlung von mir überschminkt. Je nach Region sind auch nur fünf Einstiche nötig. Am häufigsten werden Gesichtszonen wie die Zornesfalte, die Stirnfalten und die Augenfalten behandelt. Man kann das Botox auch in spezielleren Regionen anwenden, wie z. B. bei Raucherfältchen, in der Lippenregion, bei hängenden Mundwinkeln oder beim sogenannten

Pflasterstein-Kinn sowie auch an Hals und Dekolletéfalten. Das Botox wird unmittelbar nach der Injektion abgebaut. Die Wirkung setzt allerdings erst nach zwei bis drei Tagen bis maximal ein bis zwei Wochen ein. Das Ergebnis hält etwa vier bis sechs Monate.

Die Hyaluronsäure

Die Hyaluronsäure ist ein bi- oder monophasisches Gel, sie ist steril, transparent und nicht-tierischen Ursprungs. Damit sie sich im Gewebe nicht so schnell abbaut, ist sie quervernetzt. Es gibt sie in verschiedensten Stärken, deshalb findet sie Anwendung für die Korrektur von Falten aller Art sowie zum Aufbau der Lippen und der Wangenregion. Der Füllstoff verleiht dem Gewebe neues Volumen, dadurch werden die Hautkonturen wiederhergestellt oder das Lippen- bzw. Wangenvolumen im gewünschten Ausmaß korrigiert. Die volumengebenden und straffenden Eigenschaften der Hyaluronsäure sind zurückzuführen auf ihre Fähigkeit, große Mengen an Wasser zu binden, was durch den Stabilisierungsprozess (Quervernetzung) zusätzlich verstärkt wird. Oft kommt Hyaluronsäure in Kombination mit Botox zum Einsatz. Bei meinen Patienten erfolgt die Behandlung zunächst mit dem Botulinumtoxin. Damit beruhigt man die Regionen der Muskeln, über denen die Falten liegen. Zwei bis vier Wochen später erfolgt die weitere Behandlung, um jetzt die Hyaluronsäure dort unterzubringen, wo sie wirklich nötig ist. Eine solche Zwischenpause zwischen Botulinumtoxin und Hyaluronsäure macht Sinn, weil das Botox oft schon so gut glättet, dass sich in derselben Sitzung gespritzte Hyaluronsäure im schlimmsten Fall abzeichnen oder unnatürlich wirken würde bzw. im harmlosesten Falle reine Verschwendung wäre.

Ich behandle nur dann innerhalb ein und derselben Sitzung mit beiden Substanzen, wenn Botox und Hyaluronsäure in verschiedenen Arealen zum Einsatz kommen, also Botox beispielsweise im Bereich der Zornesfalte/Stirn und Hyaluronsäure im Bereich Nasolabialregion/Kinn/Wangen.
Die Hyaluronsäure gibt es, wie oben schon erwähnt, in verschiedenen Stärken. Von sehr dünn- bis sehr dickflüssig. Mit der dünnflüssigen Hyaluronsäure

kann man die Haut wunderbar „durchfeuchten" und sie dort wieder prall machen, wo kleine Knitterfältchen entstanden sind oder die Haut erschlafft ist. Durch die gute Wasserbindungskapazität der dünnflüssigen Hyaluronsäure ist das Ergebnis eine natürliche Prallheit der Haut. So können Sie sich einen rosigen, frischen Teint zurückholen.

Mit der mitteldicken Hyaluronsäure arbeite ich insbesondere oberflächliche, markante Falten auf. Sie ist an jeder Stelle des Gesichtes einsetzbar und wirkt in der Hand des Behandlers wie ein Weichzeichner. Bei wiederholten Sitzungen führt das Weichzeichnen einer Falte oft dazu, dass die Falte überhaupt verschwindet!

Mit der dickeren Variante der Hyaluronsäure fülle ich die Tiefen und Schattenregionen im Gesicht auf, die durch den Alterungsprozess entstehen. Hier sind insbesondere die Nasolabialregion, die Mundwinkelfalten, die Kinnregion sowie die Tränenrinne und die Wangenpartie ideal zu behandeln. Der natürlich wirkende Verjüngungseffekt verblüfft die Patienten sehr oft.

Diese Variationsmöglichkeiten bei der Hyaluronsäurekonsistenz bilden einen Aspekt. Ein anderer wichtiger Punkt ist die Applikationsart der Hyaluronsäure, das bedeutet, mit welcher Methode man sie an Ort und Stelle bringt. In meiner Praxis wende ich zwei verschiedene Applikationsmethoden an. Zum einen die sogenannte scharfe Methode, d. h., ich setze eine ganz dünne, scharf geschliffene Nadel (je schärfer und je kleiner die Nadel, desto weniger Schmerzen verursacht die Prozedur) auf die Hyaluronsäurespritze und bringe die Substanz durch die Haut in die entsprechenden Hautschichten ein. Zum anderen arbeite ich mit der sogenannten Pixel-Methode. Hierbei wird eine etwa funf Zentimeter lange stumpfe Kanüle durch eine kleine, mit einem Lokalanästhetikum betäubte Stelle in die Haut eingeführt.

Mithilfe der Pixelkanüle lässt sich die Hyaluronsäure flächiger in die tieferen Gesichtsstrukturen einbringen. Dadurch kann ich größere Areale genauso behandeln wie die Mund- und die Augenregion. Bei dieser Methode hat die Patientin/der Patient den Vorteil, dass sie/er möglicherweise weniger traumatisch reagiert, das bedeutet, das Risiko für blaue Flecken ist geringer, und der Arzt kann – falls erforderlich – auch eine größere Fläche behandeln.

Nebenwirkungen danach können in Rötungen und Schwellungen bestehen oder auch in einem oder mehreren blauen Fleckchen, die innerhalb weniger Tage wieder verschwinden.

Ich selbst verwende keine Hyaluronsäurepräparate, denen ein lokales Betäubungsmittel zugesetzt ist. Es ist eine ganz persönliche Entscheidung, da ich eine mögliche allergische Reaktion der Patientin/des Patienten vermeiden möchte, im Übrigen habe ich den Eindruck, dass die behandelten Regionen bei den Patienten hinterher stärker geschwollen sind. Außerdem sind die ersten Einstiche trotz der zugemischten Anästhesie deutlich spürbar, und wenn die Wirkung einsetzt, bin ich mit der Behandlung eigentlich schon fertig. Wenn ich in einer Sitzung mehr als eine Ampulle Hyaluronsäure gespritzt habe, gebe ich meinen Patienten Arnika-Globuli mit oder empfehle Wobenzym, in ganz seltenden Fällen auch mal ein Ibuprofen-Präparat.

Zum Abschluss zwei Fotos mit dem Vorher-nachher-Effekt (mit freundlicher Genehmigung von Q-Med Galderma):

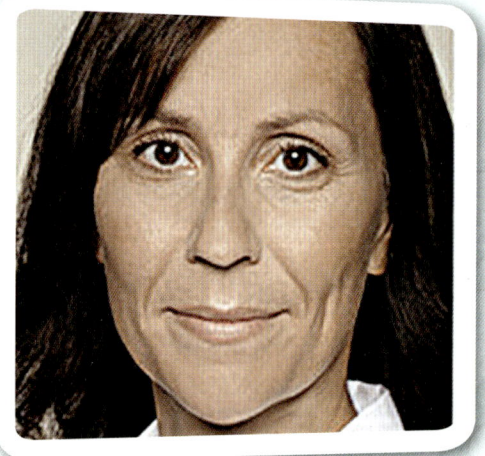 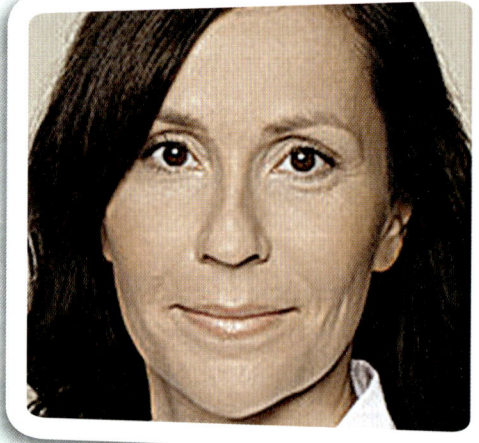

LASER

I n unserer Praxis arbeiten wir mit den verschiedensten Lasersystemen, damit sind erstaunliche Ergebnisse erzielbar, die Sie besser, strahlender und jünger aussehen lassen. Das eine Lasergerät, der „Alleskönner", existiert allerdings nicht, vielmehr ist jedes Lasersystem für sich ein Spezialist. Und der behandelnde Arzt muss es auch sein. Aber ich möchte Ihnen das Ganze lieber strukturiert präsentieren:

KTP-Laser: Mit diesem Lasersystem lassen sich störende rote Äderchen an Wangen, Nase und Kinn behandeln sowie rötliche Äderchen/Besenreiser an den Beinen, ohne dass der betreffende Patient deswegen wochenlang ausfiele. Mit dem Laser kann man ganz gezielt den kleinen Gefäßen nachfahren und sie sozusagen verschweißen, ohne die umgebende Haut zu zerstören. Hinterher bleiben für einige Stunden eine leichte Rötung und ein leichtes Brennen. In den folgenden Tagen kann sich ein zarter hellbrauner Schorf zeigen, den man kaum sieht. Das lässt sich jederzeit überschminken. Unter Umständen kann eine zweite Behandlung nötig werden.

Mit dem *Rubin-Laser* kann man die sogenannten Altersflecken im Gesicht, auf dem Dekolleté oder auch den Handrücken eliminieren. Das Lasern ist nur wenig schmerzhaft, die betroffene Stelle brennt nach der Behandlung lediglich etwas. Allerdings hinterlässt das Lasern sehr dunkle, fast schwarze Verfärbungen, die im Gesicht innerhalb einer Woche abheilen, an Dekolleté und Händen jedoch bis zu 14 Tage zur Abheilung benötigen. Aber das Beste: Alle Flecken lassen sich innerhalb einer Sitzung komplett entfernen!

Zur Behandlung der unschönen bläulichen Besenreiser an den Beinen und zur Therapie kleiner rötlicher Angiome dient der *Neodym-Yag-Laser.* Dieses Gerät funktioniert toll bei den meisten Besenreisern und Angiomen. Die Behandlung hinterlässt eine kleine Schwellung und Rötung, unter Umständen auch mal einen kleinen Schorf. Ein kleiner Nachteil: Die Behandlung ist relativ schmerzhaft, aber mit entsprechender Kühlung kann das jeder aushalten.

Dann gibt es bei uns noch den *Light-Sheer-Laser:* Er ist perfekt zur Entfernung störender Körperbehaarung. Die entsprechenden Gesichts- oder Körperpartien werden mit in jeder Sitzung ansteigender Energie behandelt.

Die Behandlung ist leicht schmerzhaft und hinterlässt eine kleine Rötung, die einige Stunden lang anhält. Es sind etwa acht Sitzungen im Abstand von vier bis sechs Wochen nötig, um etwa 80 Prozent der Haare dauerhaft zu entfernen. Diese Behandlung funktioniert nur bei dunklen Haaren.

Als Neuzugang in unserer Laserabteilung haben wir jetzt noch einen *Fox-Laser:* Das ist ein Laser zur Behandlung von Nagelpilz. Hierbei wird mit dem Laser in zwei Lagen die Nagelplatte „abgescannt". Dies ist kaum schmerzhaft, es kann sich lediglich etwas warm anfühlen. Man muss zwei bis drei Sitzungen im Abstand von jeweils sechs Wochen einplanen. Es funktioniert toll – ohne dass man Medikamente gegen Nagelpilz einnehmen müsste. Und im Sommer kann man seine Füße dann wieder ungeniert offen zeigen.

BIS HIERHIN UND NICHT WEITER!

m Alltag einer im ästhetischen Bereich arbeitenden Ärztin gibt es auch mal Tage mit sehr skurrilen Erlebnissen. Wie z. B. Patienten die Wünsche an einen herantragen, die völlig unrealistisch und für mich als behandelnde Ärztin auch unmöglich zu erfüllen sind, weil sie meinem eigenen ästhetischen Empfinden absolut zuwiderlaufen. *Hier ein Beispiel aus meiner Praxis:*
Zu mir kam eine 34-jährige Patientin, die offensichtlich schon einige plastische Eingriffe hatte vornehmen lassen. Sie ersehnte sich ein raubtierähnliches

Gesicht und hatte zu diesem Zweck bereits eine Operation ihrer Augenregion über sich ergehen lassen, wobei diese schräg und katzenähnlich gestaltet worden war. Nun wünschte sie sich das Auffüllen der Wangenpartie und eine Verbreiterung der Nasenwurzel sowie eine extreme Vergrößerung der Ober- und Unterlippe. Ich habe versucht, der Patientin klarzumachen, dass die bisher erfolgten Eingriffe schon mehr als genug waren und dass weitere Veränderungen im Ergebnis durchaus entstellend sein könnten. Die Patientin war entsetzt, wollte den Eingriff jedoch unbedingt. Ich habe die Behandlung abgelehnt.

Solche Patienten sind sicherlich sehr selten. Sie haben, aus welchen Gründen auch immer (oft liegen diese in ihrer eigenen Psyche verborgen oder in der ihrer behandelnden Ärzte!), eine andere Vorstellung von Ästhetik bzw. von ihrer eigenen Schönheit. Diese Vorstellung ist dann Lichtjahre entfernt von dem, was man als „normal" oder „natürlich" bezeichnen könnte. Hollywood geht leider auch hier mit schlechten Beispielen voran.

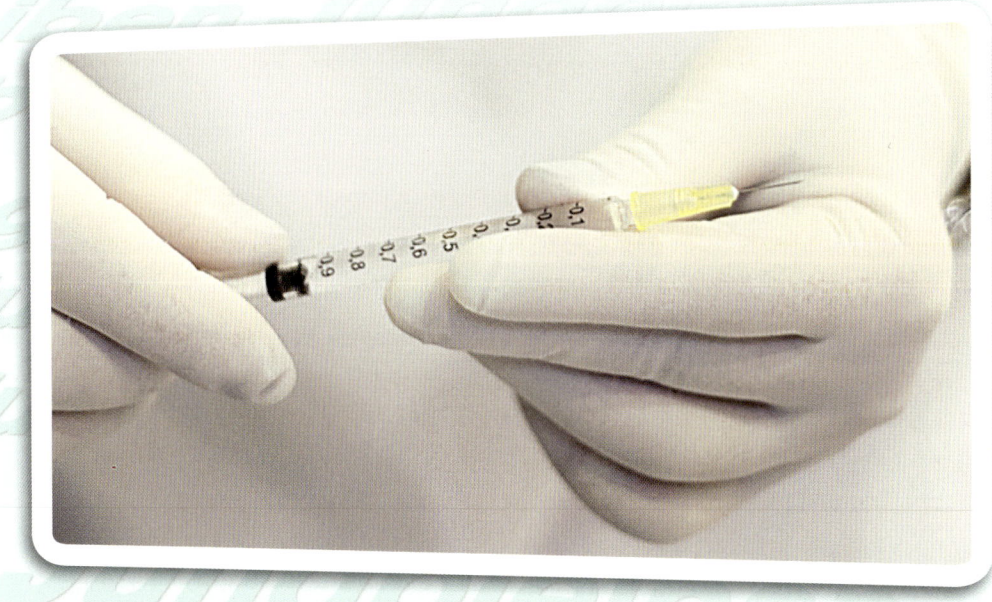

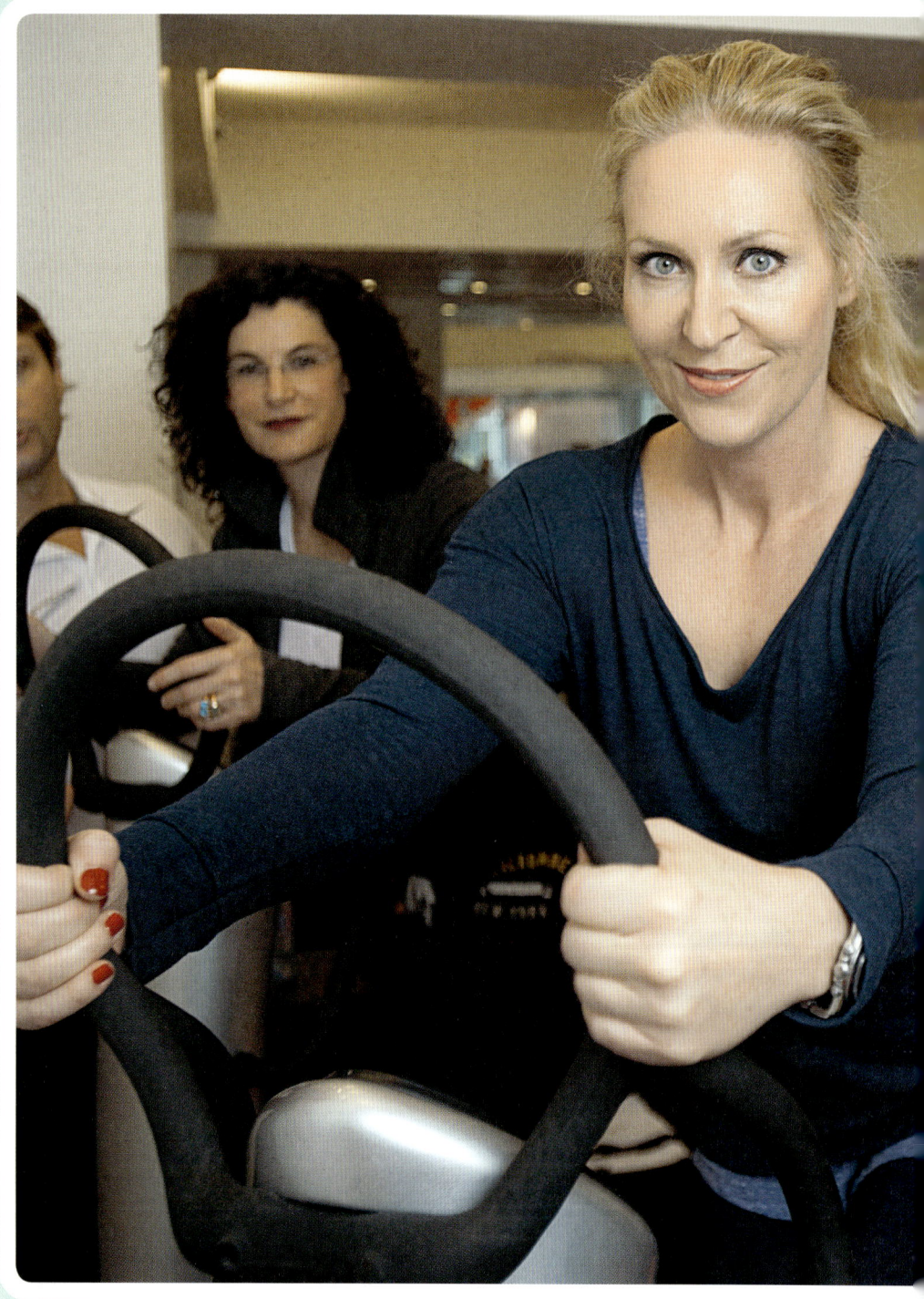

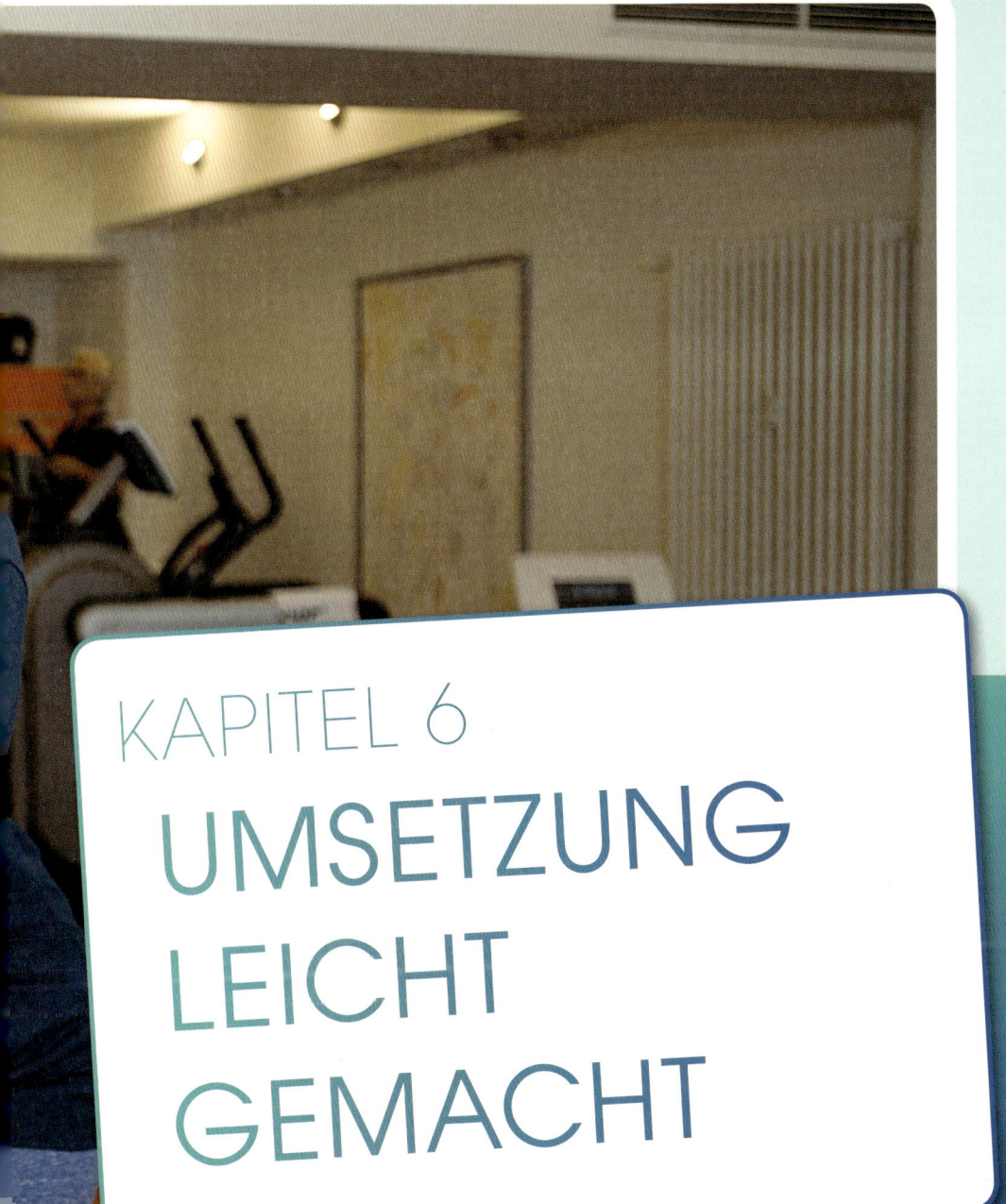

KAPITEL 6

UMSETZUNG LEICHT GEMACHT

JEDER KANN DAS NEUE WISSEN SOFORT UMSETZEN

Denken Sie immer an das magische Quadrat, dann kommt Ihnen auch sofort der Inhalt unseres Buchs wieder ins Gedächtnis. Sie können auch einfach ab und zu die „Merke"-Kästen noch einmal lesen, dann haben Sie das Wichtigste sozusagen „auf den Punkt gebracht".

Sie werden bei der Umsetzung ihrer gesunden Ernährungsform feststellen, dass andere Menschen Anstoß daran nehmen bzw. sie mit Kommentaren bedenken. Wenn Sie Sprüche hören wie: „Das ist doch alles nicht bewiesen!", „Ich stehe zu meinen Kohlenhydraten!", „ Man braucht doch Kohlenhydrate!", dann bleiben Sie entspannt, denn nachdem Sie dieses Buch durchgelesen haben, wissen Sie ja, was Kohlenhydrate mit Ihnen anstellen können.

Neid darauf, dass Sie Ihre neue Ernährungsweise auch konsequent durchhalten, wird Ihnen auch sehr oft begegnen. Aber genau das wird Sie motivieren! Und dann denken Sie immer an den „Schau-morgens-in-den-Spiegel-Test" und an das Mastschwein!

Außerdem bilden Ihre Gesundheit und Ihre Austrahlung das wichtigste Kapital, das Sie besitzen – lassen Sie sich also nicht beirren!

KEINE KOMPLIZIERTEN DIÄTPLÄNE
Bei uns dürfen Sie absolut alles essen!!! Außer Zucker, Brot, Nudeln, Reis und Kartoffeln …

Und was isst eine Topmanagerin im ganz normalen Berufsalltagsstress? Ganz einfach: *Morgens* nach dem Aufstehen trinkt sie ein Glas Aronia-Saft oder ein Glas Vita Biosa (fermentiertes Kräutergetränk). Zum *Frühstück* oder vor dem Verlassen des Hauses gibt's einen Liter grünen Tee, dazu einen frischen Quark mit zusätzlichem Eiweißpulver und frischen Früchten. Oder ein Rührei mit Krabben oder Parmesan.

Mittags in der Kantine isst sie einen gemischten Salat mit gekochten Eiern oder Thunfisch oder Hähnchenbrust oder Käse.
Zwischendurch im Sommer ein paar Beeren, im Winter eine Clementine und Nüsse.

Abends beim Geschäftsessen: Fisch mit Gemüse, Sashimi oder ein Filetsteak. Dazu ein Glas Rotwein. Und dieses Dinner sollte möglichst früh stattfinden, also schon um 18.30 Uhr statt um 20.30 Uhr.

KEINER MUSS AUF GENUSS VERZICHTEN!

Auch eine Topmanagerin kann dazulernen! Tina Müllers gesunder Snack zwischendurch bestand nicht mehr aus dem Teilchen und der Brezel, sondern aus vermeintlich gesunden Snacks. Etwa aus den leckeren Acerola-Talern oder Vitaminpülverchen oder herkömmlichen Eiweißriegeln. Sie freute sich, dass gesunde Sachen so lecker schmecken können – doch hatte sie ihre Rechnung zu früh gemacht! Denn beim genaueren Studium der Inhaltsstoffe stellte sich heraus, dass auch in diesen vorgeblich gesunden Produkten jede Menge Kohlenhydrate versteckt sind. Getarnt beispielsweise als „Dextrose" oder als „Maltodextrin". Daraufhin wurden die Snackvarianten noch einmal umgestellt auf Eiweißriegel ohne Zucker und kohlenhydratarmes Obst.

SCHNELLE, MESSBARE ERFOLGE

Sie können alles messen und nachweisen! Denn was sichtbar/spürbar und messbar ist, erhärtet die Glaubwürdigkeit unserer Aussagen und führt damit zu einer – zu Ihrer – nachhaltigen Verhaltensänderung.

An welchen messbaren und sichtbaren Indikatoren werden Sie Veränderungen feststellen?

An erster Stelle zu nennen ist der:

- Blutcheck nach der Blut-TÜV-Liste – Sie werden staunen, wie sich Ihre Blutwerte zum Guten verändern!
- Zweitens der Spiegel-Test: Er lässt eine frischere, stärker energiegeladene Ausstrahlung und schlankere, straffere Silhouette erkennen.

Und dann haben Sie bald:

- mehr Muskeln
- keine müden, abgekämpften oder zornigen Gesichtszüge mehr
- weniger Fett oder Cellulite
- weniger Infektionen und Krankheiten
- eine größere mentale Stärke
- mehr Komplimente auf Ihrer Seite: „Du wirst überhaupt nicht älter!"

Dazu kommt:

- Sie altern langsamer!
- Sie bleiben jung!

100 JAHRE ALT WERDEN, OHNE ALT ZU WERDEN

Wir müssen nicht zwingend altern und gebrechlicher, kränker und unbeweglicher werden. Wir müssen nicht zwingend in Lethargie verfallen, in Depression oder Demenz enden. Sie haben Ihr JUNGBLEIBEN selbst in der Hand! Sie halten Ihr JUNGBLEIBEN gerade in der Hand – in Form dieses Buchs! Es wird zu Ihrer Versicherung für Gesundheit, Ausstrahlung, Sportlichkeit und mentale Stärke. Und damit für definitiv weniger Herz-Kreislauf-Erkrankungen, Diabetes, Tumorerkrankungen, psychogene Krankheiten etc.

Zum Jungbleiben ist es nie zu spät!

MERKE

UNSERE „GOLDENEN MERKSÄTZE"

→ WENN SIE KEINE/WENIG KOHLENHYDRATE ESSEN, WERDEN SIE NICHT ALTERN!

→ WENN SIE EIWEISSE UND NATÜRLICHEN FETTE ZU SICH NEHMEN, DANN ALTERN SIE NICHT!

→ WENN SIE VITAMINE UND NAHRUNGSERGÄNZUNGSMITTEL ZUSETZEN, WERDEN SIE NICHT ALTERN!

→ WENN SIE SICH REGELMÄSSIG BEWEGEN, WERDEN SIE NICHT ALTERN!

→ WENN SIE SICH IHRE MENTALE STÄRKE ERHALTEN, WERDEN SIE NICHT ALTERN!

→ WENN SIE SICH UM IHRE ÄSTETIK UND AUSSTRAHLUNG BEMÜHEN, WERDEN SIE NICHT ALTERN!

PRODUKTLISTE, DAMIT SIE SOFORT LOSLEGEN KÖNNEN

Nahrungs- und Nahrungsergänzungsmittel

amino loges Aminosäuretabletten, Dr. Loges & Co. GmbH

Weider CFM-Eiweißpulver (Whey-Protein-Pulver)

BodyAttack My Supps (100 Prozent reines Kasein-Pulver)

Reisprotein Bio Rohkost (100 Prozent vegan von Sunwarrior)

Glutathion: Duramental Glutathione 300 mg, Meria

Stevia: Premium Stevia von SteSweet

Grüner Tee: Gyoknro oder Sencha Uchiyama

Life Extension Mix (Life Extension Foundation, USA)

Dr. Hittich Super Vitamine E Max

Dr. Hittich Ultra Ubiquinol-Q10

MorEPA Plus Minami Nutrition

Krillöl: Dr. Hittich Mega-Rot
Kokosöl: Rapunzel natives Kokosöl
Vitamin E: Dekristol 20.000 I. E (verschreibungspflichtig)
Vita Biosa Kräuter-Saft
Aronia-Saft: Aronia Bio Saft von Aronia Original
Kefir-Knollen in Bio-Qualität unter www.wellness-drinks.de

Kosmetikprodukte:

Fillast (Hyaluronsäure)-Ampullen (Synchroline)
Lipoacid-Cream mit Alpha-Liponsäure (Synchroline)
Synchrovit + Vitamin C + SOD + Zinc (Liposomales Konzentrat, Synchroline)
Q10-Power-Konzentrat+Hyaluronsäure (www.UNIQ10UE.com)
Ystheal-Creme (Retinaldeyhyd, Avène)
High Potency Cream mit Fruchtsäuren (NeoStrata)
Renewal Cream mit Pro-Retinol (NeoStrata)

LITERATUR, DIE WIR IHNEN EMPFEHLEN, WENN SIE NOCH MEHR WISSEN MÖCHTEN ...

Paul, Sabine, PaläoPower, Das Wissen der Evolution nutzen für Ernährung, Gesundheit und Genuss; *Verlag C. H. Beck*

Cordain, Loren/Friel, Joe, Das Paläo-Prinzip der gesunden Ernährung im Ausdauersport; *Sportwelt Verlag*

de Vany, Arthur, Die Steinzeit-Diät. So kriegen Sie Ihr Fett weg – natürlich fit, schlank und gesund wie vor 200.000 Jahren; *Arthur Books4success*

Krantz, Sven, Janusgesicht Glucose; *Tredition*

Béliveau, Richard/Gingras, Denis, Krebszellen mögen keine Himbeeren – Nahrungsmittel gegen Krebs; *Kösel-Verlag*

Béliveau, Richard/Gingras, Denis, Gesund mit Rotwein, Lachs, Schokolade & Co.; *Kösel-Verlag*

Worm, Nicolai, Glücklich und schlank; *Systemed-Verlag*

Worm, Nicolai, Die Schlafmangel Fett-Falle ... wie Sie trotzdem gesund und schlank bleiben; *Systemed-Verlag*

Worm, Nicolai, Menschenstopfleber. Die verharmloste Volkskrankheit
Fettleber; *Systemed-Verlag*

Coy, Johannes F., Die neue Anti-Krebs Ernährung. Wie Sie das Krebs-Gen
stoppen; *Gräfe und Unzer Verlag*

Dubbels, Wilfried, Die Anti-Aging-Formel; *Novagenics-Verlag*

Davis, William, Weizenwampe – Warum Weizen dick und krank macht,
Goldmann-Verlag

Friedman, Howard/Martin, Leslie, Die Long-Life-Formel, *Beltz-Verlag*

Gonder, Ulrike, Kokosöl (nicht nur) fürs Hirn!, *Systemed-Verlag*

Gonder, Ulrike/Worm, Nicolai, Mehr Fett!; *Systemed-Verlag*

Huber, Johannes/Buchacher, Robert, Das Ende des Alterns;
Ullstein Verlag

Korte, Martin, Jung im Kopf; *DVA München*

Schmitt-Homm, Rüdiger/Homm, Simone, Handbuch Anti-Aging Prävention;
VAK Verlag

Reichmann, Jörg/Lehmann, Bodo/Spitz, Jörg, Vitamin D Update 2012;
Dustri-Verlag Dr. Karl Feistle

Oberbeil, Klaus, Fett macht fit, *Herbig Verlag*

Cap, Ferdinand, Wie man 130 Jahre alt wird; *Böhlau-Verlag*

Arndt, Klaus/Albers, Torsten, Handbuch Protein und Aminsosäuren,
Novagenics Verlag

Fife, Bruce, The Coconut Oil Miracle, *Avery New York*

Fife, Bruce, The Palm Oil Miracle, *Picadilly Books Colorado Springs*

Platt, Michael E., Die Hormon-Revolution; *VAK Verlag*

Hartenbach, Walter, Die Cholesterin-Lüge; *Herbig, München*

Korte, Stephan/Wernig, Claudia, Die neue optimierte Metabole Diät –
Wissenschaftlich erprobte Low-Carbernährung; *Matrixx*

Der kleine Souci/Fachmann/Kraut, Lebensmitteltabelle für die Praxis,
Wissenschaftliche Verlagsgesellschaft

FUSSNOTEN

1 Hauner et. al., Evidence-based Guideline of German Nutrition Society: Carbohy-drate Intake and Prevention of Nutrition-related Diseases; Annuals of Nutrition and Metabolism 2012; *Technische Unversität München, Freising-Weihenstephan, Deutschland; 60. Suppl. 1:1– 58*

2 Karlson, Peter, Karlsons Biochemie und Pathobiochemie, *Georg Thieme Verlag, Stuttgart, 15. Auflage 2005.*

3 Der kleine Souci/Fachmann/Kraut, Lebensmitteltabelle für die Praxis, *Wissenschaftliche Verlagsgesellschaft, Stuttgart, 5. Auflage 2011.*

4 Arndt, Klaus/Albers, Torsten, Handbuch Protein und Aminsosäuren, *Novagenics Verlag, Arnsberg, 3. Auflage 2011.*

5 Oberbeil, Klaus, Fett macht fit, *Herbig Verlag, München 2008.*

6 Schmitt-Homm, Rüdiger/Homm, Simone, Handbuch Anti-Aging und Prävention, *Verlag im Kilian*

7 Gonder, Ulrike, Kokosöl (nicht nur) fürs Hirn!, *Systemed, München 2013.*

8 Fife, Bruce, The Coconut Oil Miracle, *Avery 2004.*

9 Fife, Bruce, The Palm Oil Miracle, *Picadilly Books, Colorado Springs 2007.*

10 Meta-Analysis of Prospective Cohort Studies Evaluating the Association of Saturated Fat With Cardiovascular Disease, *American Journal of Clinical Nutrition, January 2010, zuerst publiziert 13. January 2010, doi: 10.3945/ajcn. 2009.27725*

11 Baum, S.-J. et al., Fatty Acids in Cardiovascular Health and Disease: a Comprehensive Update, *Journal of Clinical Lipidology 2012, University of Miami, USA; Mai/Juni 2012, 6 (3): 216-234*

12 Nationale Verzehrsstudie II von 2008, *Max-Rubner-Institut Karlsruhe (MRI, Bundes-forschungsinstitut für Ernährung und Lebensmittel), Tabelle A 28, Seite 239.*

13 Untersuchungen der EsKiMo *Studie als KiGGS-Modell des Robert-Koch-Instituts von 2006*

14 World Cancer Research Fund, *Food Nutrition and the Prevention of Cancer;*
    www.wcrf.org

15 Davis, William, Weizenwampe – Warum Weizen dick und krank macht,
    Goldmann-Verlag, München, 2. Auflage 2013.

16 Der kleine Souci/Fachmann/Kraut, Lebensmitteltabelle für die Praxis,
    Wissenschaftliche Verlagsgesellschaft, Stuttgart, 5. Auflage 2011.

17 Der kleine Souci/Fachmann/Kraut, Lebensmitteltabelle für die Praxis,
    Wissenschaftliche Verlagsgesellschaft, Stuttgart, 5. Auflage 2011.

18 Fernandez, M. L., Dietary Cholesterol Provided by Eggs and Plasma *Lipoproteins*
    in Healthy Populations. Curr Opin Clin Nutr Metab Care 2006; 9, Seite 8 -12.

19 Djoussé, L./Gaziano, M., Egg Consumption and Risk of Heart Failure in the
    Physicians' Health Study. *Circulation, January 2008; 117, Seite 512-516.*

20 Hu, F.B./Stampfer, M. J./Rimm, E. B. et al., A Prospective Study on Egg Consump-
    tion and the Risk of Cardiovascular Disease in Men and Women. *JAMA 1999; 281,*
    1387 -1394.

21 Warren, J.M. et al., Low Glycemic Index Breakfast and Reduced Food Intake in
    Preadolescent Children. *Pediatrics 2003; 15, 413 -419*

22 Friedman, Howard/Martin, Leslie, Die Long-Life-Formel,
    Beltz-Verlag, Weinheim, 1. Auflage 2012.

23 Hollick, Michael F., Vitamin D: Importance in the Prevention of Cancers, Type 1
    Diabetes, Heart Disease, and Osteoporosis. *American Journal of Clinical Nutrition,*
    March 2004, Vol. 79 Nr. 3, Seite 362 - 371.

24 Dubbels, Wilfried, Die Anti-Aging-Formel,
    Novagenics Verlag, Arnsberg, 1. Auflage 2010.

REGISTER

A

AGE (Advanced-Glycosylation-End-Product) 23f., 28
Alkohol 26, 61f., 86, 88, 102
Alpha-Liponsäure 147, 162
Altersflecken 28, 153
Amino Loges 32, 123, 161
Aminosäuren 29–34, 37f., 41f., 66, 85, 99, 123, 131, 161
Anti-Aging 59, 61, 65, 72, 78, 84, 91, 112, 116, 124, 146f.
Antioxidantien 52, 57, 59f., 62, 65, 77, 94–97, 99, 107, 147
Arteriosklerose 51, 93, 105
Ascorbinsäure 68, 96f.
Ausdauertraining 111ff., 116, 118f., 121f., 124, 126f., 134

B

Ballaststoffe 53–56, 67, 93
Bauchfett 20f.
Beckenbodentraining 56
Betacarotin 96ff., 107
Blutzucker 19f., 22ff., 26f., 30, 45, 106, 114
Botox (Botulinumtoxin) 148ff.
Brot 18f., 25, 33, 44, 63ff., 68f., 71, 73–77, 79, 86, 88, 111, 134, 158

C

Canthaxanthin 96
Catechine 59
CFM (Cross-Flow-Microfiltration) 32, 42, 68, 161
Cholesterin 44, 50–55, 70, 89, 93, 104
-HDL 50–53, 94, 104, 124
-LDL 45, 50, 53, 104, 124
Chrom 99
Cortisol 101, 106, 135
Cystein 30, 42, 99

H
Heißhungerattacke 24, 30, 43, 77f.
Herzinfarkt 13, 93, 105, 107
Herz-Kreislauf-Erkrankungen 50f., 70, 90, 93, 98, 113, 160
HOMA-Index 22, 106
Homocystein 104, 107
Hormone, bioidentische 102f.
Hyaluronsäure 147, 150ff., 162
Hypercholesterinämie 105
Hyperinsulinämie 20f., 23
Hypertriglyceridämie 105

I/J
Insulin 18ff., 22–27, 30f., 43, 53, 63, 72, 77ff., 102, 106, 114f., 124
Insulinresistenz 20–23, 106
Jod 107

K
Kalzium 45, 55, 58, 69, 91
Karotinoide 48, 83, 96ff.
Kefir 60f.
Kohlenhydrate 8, 16–31, 33f., 36f., 42ff., 50–53, 55, 57, 60, 62–67, 70–79, 81–84, 86f., 106, 111, 114, 131, 133f., 147, 158f., 161
Kokosöl 47f., 51f., 75, 81, 83f., 86, 88, 162
Krafttraining 42f., 85, 112–116, 119f., 122
Krebs (s. auch Tumorerkrankungen) 13, 27f., 55f., 59, 90, 98f., 101, 126f.
Kupfer 107

L
Laktose 60, 62, 69
Laktoseintoleranz 69
Laser
- Fox-Laser 154f.
- KTP-Laser 153

PERSÖNLICHE NOTIZEN

PERSÖNLICHE NOTIZEN

IMPRESSUM

© 2014 by Südwest Verlag, einem Unternehmen der Verlagsgruppe Random House GmbH, 81637 München.

Hinweis
Die Ratschläge/Informationen in diesem Buch sind von Autorinnen und Verlag sorgfältig erwogen und geprüft, dennoch kann eine Garantie nicht übernommen werden. Die gesundheitlichen Tipps bieten keinen Ersatz für eine kompetente medizinische Beratung. Eine Haftung der Autorinnen bzw. des Verlags und seiner Beauftragten für Personen-, Sach- und Vermögensschäden ist ausgeschlossen.

Umschlaggestaltung
*zeichenpool, unter Verwendung eines Fotos von Christian M. Weiss

Layout, Grafiken und Gesamtproducing
LAYER-CAKE, München

Projektleitung
Dr. Harald Kämmerer

Schlussredaktion
Susanne Schneider

Bildredaktion
Tanja Zielezniak

Bildnachweis
Alle Abbildungen stammen von Christian M. Weiss, mit Ausnahme von:
Corbis: 144 u. (Steve Kraitt); Fotolia: 27 (WavebreakmediaMicro); Gettyimages: 21 (Oliver Brachat), 29 (Image Source), 75 (Lauri Patterson), 143 o. li. (Mike Chick), 145 (Image Source); Istockphoto: 17 (lumpynoodles), 90 (IBushuev); Shutterstock: 30 (wavebreakmedia), 71 (Gordon Bell), 83 (zhekoss), 143 o. re. (sheff), 143 u. (ollyy), 144 o. (Sylvie Bouchard); Südwest Verlag: 47 (Antje Plewinski), 58 (Maike Jessen).

Druck und Bindung
Alcione, Lavis
Printed in Italy

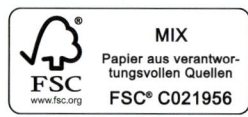

MIX
Papier aus verantwortungsvollen Quellen
FSC® C021956
FSC www.fsc.org

Verlagsgruppe Random House FSC® N001967
Das für dieses Buch verwendete FSC®-zertifizierte Papier *Profimatt* liefert Sappi, Ehingen.

ISBN: 978-3-517-09263-8